政府 、 市场 与 医疗 ✚

GOVERNMENT INTERVETION AND MARKET MECHANISM:

Empirical Studies on Health Care Reform in China

潘 杰 ● 著

社会科学文献出版社
SOCIAL SCIENCES ACADEMIC PRESS (CHINA)

　　本书受国家自然科学基金资助项目（71303165）、四川大学中央高校基本科研业务费研究专项项目（skqx201401）、美国纽约中华医学基金会（China Medical Board）资助项目（12 - 106，13 - 167）资助。

本书献给我深爱的父亲潘秋骥、母亲马世琼、妻子林琴琴和女儿潘令仪

摘　要

从 2006 年开始，中国政府启动了雄心勃勃的全国医药卫生体制改革计划，旨在从制度上系统解决严重困扰亿万国民的"看病难、看病贵"问题。2009 年 4 月新一轮"医改"正式展开后，政府更是计划在 2009 ~ 2012 年共计投入 8500 亿元支持改革。尽管政府投入巨大，但是如果改革措施未能遵从客观规律，新增资源不能有效得以配置，"看病难、看病贵"问题会依然存在，这将大大偏离民生制度建设的正确轨道，与"促进经济和社会全面协调可持续发展的必然要求"相违背，阻碍社会主义和谐社会重大任务的完成。

在理论研究不能得到满意结论的情况下，有效、及时缓解和解决"看病难、看病贵"问题的现实紧迫性促使我们提出了采用实证研究方法进行科学研究的要求。因此，本书立足中国医药卫生体制改革的实践，采用实证研究方法，重点回答了以下命题：市场竞争机制在中国医疗卫生领域是否"有效"？公立医疗机构的"管办分开"改革是否能推进医疗服务供给的增加？基本医疗保险制度的建立是否能促进人民健康水平的提高？中国政府卫生支出跨地区配置巨大差异的决定性因素是什么？如何促进地区差异的收敛？

本书以问题为导向，紧密围绕如何缓解和解决"看病难、看病贵"问题，就中国医疗卫生领域中的几个重要方面对"市场机制"作用与"政府干预"措施进行经济学评估，以期找到医疗卫生领域中市场配置和政府干预的最佳结合点，通过完善有关市场机制与政府干预基本理论，为中国医药卫生体制改革的实践提供科学的决策参考和政策建议，同时为其他发展中国家制定医疗体制改革政策提供文献支持。

全书共 8 章，第 1 章是导论，第 2 章是对医疗卫生领域中市场机制和政府干预的以往研究进行评述。第 3 章到第 7 章是针对中国改革实践的具体分析。第 8 章是结论和政策建议。

第 2 章是本书分析的基础和前提。由于本书主要研究医疗卫生领域中市场机制是否"有效"和政府干预能否取得"成功"，因此有必要对西方经济学中关于"市场失灵"和"政府失败"的经典理论及西方和国内关于市场和政府在医疗领域如何定位的基本观点做一个简要的归纳、介绍和评述，为全书实证分析的展开做好理论铺垫。

第 3 章，"外加推力"与医疗产出——竞争机制在医疗卫生领域是否"有效"？本章系统研究竞争对医疗服务产出的影响，通过实证考察竞争对分门诊和住院的若干质量和费用指标的影响，试图回答市场竞争机制在医疗卫生领域是否"有效"，即通过由"新医改"倡导的"外加推力"（促进社会办医）的改革措施是否能有效促进医疗卫生服务质量的提高和费用的下降。

第 4 章，"内增活力"与医疗供给——基于公立医院"管办分开"改革试点的实证研究。本章实证考察了 3 个城市（潍坊市、无锡市和苏州市）的"管办分开"改革效果，即厘清行政部门的行业监管的行政权与公立医疗机构所有权和经营管理权的关系，是否能"内增活力"（有效调动公立医疗机构"内部"积极性），促进医疗服务供给的提高。

第 5 章，"覆盖全民"与人民健康——对城镇居民基本医疗保险的实证研究。本章利用中国政府于 2007 年在全国范围内推广建立的城镇居民基本医疗保险制度这一"自然实验"，准确估计了居民基本医疗保险对参保个人健康的影响，希望通过本章的实证研究来回答基本医疗保险制度的建立是否能促进人民健康水平的提高这一问题。

第 6 章，"促进均等"与政府卫生支出（上）——对地区差异决定因素的实证研究。随着医疗费用占 GDP 的比例越来越高，政府卫生支出作为二次分配是否能有效促进民众均等化地利用医疗卫生服务备受政策制定者和卫生经济学家的关注。世界范围内，国家之间的政府医疗卫生支出差别巨大；同样，国内地区间差异也十分巨大。本章通过面板数据模型研究了到底是哪些因素造成了这样的巨大差异，为未来政府合理、公平配置地区间卫生资源提供参考依据。

第 7 章，"促进均等"与政府卫生支出（下）——对地区差异收敛的实证研究。本章借鉴新古典经济增长理论中经济收敛的概念，考察了1997～2009 年中国政府卫生支出地区差异是否存在 δ - 收敛，并进一步通过动态面板模型分短期和长期考察了地区间是否存在绝对和条件 β -收敛，最后基于分析的结果就如何促进更加公平有效的政府卫生支出体系的建立进行探讨。

通过上述研究，本书得到如下主要结论。

（1）关于"外加推力"——竞争机制在医疗卫生领域是否"有效"。通过竞争与医疗市场产出分析，构建竞争对医疗服务市场产出影响的模型，利用 2002～2009 年中国省级层面的宏观数据和 2007～2010年全国代表性的微观个人数据，采用 SCP 分析框架，通过计量经济学方法分析了竞争对医疗市场中门诊和住院的若干质量和费用指标的影响，发现医疗卫生市场领域的竞争不仅有助于促进中国医疗服务质量的提高，而且有助于缓解中国医疗卫生领域长期存在的"看病贵"及"大处方"问题，表明市场竞争机制在医疗卫生领域"有效"。

（2）关于"内增活力"——公立医院"管办分开"改革对医疗服务供给的影响。本章采用市一级的面板数据分析了潍坊市、无锡市和苏州市的"管办分开"改革对供给的影响，发现"管办分开"对 3 个城市医疗卫生供给资源产生了不同影响：无锡市的改革并未显著增加卫生供给，而潍坊和苏州市对促进供给的增长非常明显。本章还发现"管办分开"政策的影响随实施进程逐年递增，在实施当年，政策影响并不显著，并且影响效果较小，但是之后对供给的促进作用逐年增强，越来越明显。

（3）关于"覆盖全民"——城镇居民基本医疗保险（以下简称城居保）对人民健康的影响。结果显示，城居保显著提高了参保个人的健康。进一步对不同社会经济状态人群进行分析，发现城居保对弱势人群（低收入、低教育水平）健康起到的正向作用更大。另外，通过对影响渠道的估计，找到了一些支持城居保提高了参保者的卫生服务利用但并未增加个人就医经济负担的证据，表明城居保可能正是通过提高卫生服务利用促进个人健康。

（4）关于"促进均等"——政府卫生支出地区差异的决定因素和收敛。

第一，对地区差异决定因素的实证研究，发现地方财政收入显著影响地方政府卫生支出，表明地方政府卫生支出确实受到当地经济发展的影响。本章还发现中央转移支付、15岁以下人口比例、城镇职工医疗保险覆盖率和城镇人口比例也对地方政府卫生支出造成了显著影响，说明经济发展只是造成地区间政府卫生支出巨大差异的因素之一。另外一个重要发现是政府卫生支出的财政收入弹性和转移支付弹性都非常小，尽管取值接近，但后者取值更小，这意味着地方政府在使用地方转移支付进行卫生投入时比直接使用地方财政收入进行卫生投入时更为吝啬，也就是说转移支付至少在公共卫生支出上并没有很好地取得均等化各地公共服务支出的预期效果。本书认为总转移支付中较小比例的卫生专项转移支付是造成转移支付在均等各地公共卫生服务方面低效的重要原因。

第二，对地区差异收敛的实证研究采用省级数据，通过动态面板模型考察了1997~2009年中国政府卫生支出地区差异变化的趋势，发现中国跨地区人均政府卫生支出离散程度从2004年以后呈减小趋势，满足 δ-收敛，并且与人均GDP相比，政府卫生支出的 δ-收敛明显更快。另外，在全国范围内，跨地区政府卫生支出在短期既不存在绝对 β-收敛，又不存在条件 β-收敛，但在长期呈现出了明显的"赶超"特征，存在绝对和条件 β-收敛。此外，即使将全国划分为东、中、西3个"趋同俱乐部"，它们内部也不存在短期的绝对和条件 β-收敛。从实证结果看，无论是2004年后跨省区市政府卫生支出的 δ-收敛，还是长期的 β-收敛，都表明政府在党的十六大以后在促进各地基本公共卫生服务均等化方面取得了较大成功。

关键词：市场机制；政府干预；医疗体制改革；竞争；管办分开；医疗保险；政府卫生支出；医疗市场

ABSTRACT

Since 2006, China began planning its ambitious national health care reform to solve the problem of ' *kan bing nan, kan bing gui*' , which translates to "getting medical care is difficult and expensive". After three years, the central government officially launched the new round of health care reform in 2009. Although an investment of RMB 850 billion (USD 125 billion) over the period from 2009 to 2011 has been committed to support the reform, the goal will not be well achieved if the specific health reform policies fail to follow the objective principals in health care sector. However, so far these principals are not well mastered.

Therefore, like other countries, there are great controversies in how to perform the reform in China. Among these debates, the hottest topic is what the roles for the government and the market in the health care sector.

In the context of the inconsistent conclusions, this book empirically evaluates several key health policies in China related with "market mechanism" and "government intervention", to provide evidences for future policy makings in China. Topics discussed in the book include: (1) Does hospital competition lead to efficiency gains? (2) How does separating government regulatory and operational control of public hospitals matter to healthcare supply? (3) Does health insurance lead to better health? (4) What are the determinants for the great regional disparity in government health expenditures, and how to promote the convergence across regions?

There are eight chapters in this book, with chapter 1 being the introduction. Chapter 2 is the literature review. Chapters 3 to chapter 7 are the empirical studies in China. Chapter 8 concludes with policy recommendation.

Chapter 3 analyzes the impact of hospital competition on the quality and cost of health care in China, where the hospital industry is largely state owned with a partially regulated pricing system. Differences in competition over time and across regions are explored to identify the impacts of competition in an environment wherein hospitals compete on both quality and cost. Using provincial and individual level data, along with a comprehensive set of outcome indicators, a strong, positive relationship between competition and quality measures are found. The results also show that hospital competition reduces outpatient costs. The results offer new evidence in support of competition – based reforms in China's health care sector and provide implications for other developing countries facing similar health care challenges.

Chapter 4 evaluates the separation reform between operation and regulation of public hospitals in China. Using city – level data and the Difference – in – Difference (DD) model method, this chapter estimates the changes in health care supply in response to the policy reform. Based on the DD model estimates, the pure reform effect led to a significant increase of 9. 238 for hospital beds and 7. 743 for doctors per 10,000 people in Weifang city from 2006 through 2008, And for Shuzhou city with data from 2005 through 2008, the reform – led increase is 35. 38 for hospital beds and 8. 369 for doctors per 10, 000 people respectively. Moreover, the magnitude of impact increases over time based on the dynamic trend. Furthermore, the chapter finds a consistent increase in supply capacity in response to the separation policy regardless of it taking place inside or outside the government. This leads to the conclusion that it is crucial for government to focus on regulatory roles while leaving market forces to determine the operational functions for better and greater healthcare supply in China.

Chapter 5 uses a unique dataset and takes advantage of the variation in government subsidies across regions and over time to assess the causal effect of health insurance on health status in China. Whether health insurance matters to health has been at the center of debates when expanding health insurance coverage in developed and developing countries. In 2007, the Urban Resident Basic Medical Insurance (URBMI) program was piloted in China. Different government subsidies across cities and groups provide an opportunity to employ the IV estimation approach to identify the causal effects of health insurance on health. Results from the URBMI survey data show that URBMI beneficiaries experience statistically better health than the uninsured. Furthermore, the insurance health benefit appears to be stronger for groups with disadvantaged education and income than for their counterparts. In addition, the insured receive more and better inpatient care, without paying more for the services.

Chapter 6 examines real per capita provincial government health expenditures (GHE) over the period 2002 – 2006 in China using panel regression analysis. There is great divergence in provincial government health expenditures in China. Key determinants of real per capita provincial GHE are real provincial per capita general budget revenue, real provincial per capita transfers from the central government, the proportion of provincial population under age 15, urban employee basic health insurance coverage, and proportion of urban population. Relatively low elasticities of budget revenue and transfers imply that the GHE is a necessity rather than a luxury good, and transfers have yet to become efficient instruments for the fair allocation of health resources by policy makers. Moreover, severe acute respiratory syndrome outbreak has increased the GHE, but no statistical evidence is found that provincial GHE have fluctuated according to the public health status.

Chapter 7 addresses whether provincial GHE converges in China from 1997 to 2009 using the economic convergence framework based on neoclassical economic growth theory. The empirical investigation provides compelling evidence of long – term convergence in provincial GHE within China, but not in short – term. Policy implications of these empirical results are discussed.

Keywords：Market Mechanism；Government Intervention；Health Care Reform；Competition；Separation Reform；Health Insurance；Government Health Expenditure；Health Care Market

目　录

第1章

导　论

1.1　政府干预与市场机制：一个中国医改不能回避的问题

近 20 年来，中国政府在医疗体制建设上的定位一直徘徊不定。无论是政策制定者，还是研究学者，就医疗领域应该由"市场主导"，还是由"政府主导"，论战不休。

就经济学理论讲，"市场主导"的意见者认为市场竞争是人类迄今为止最有效率的生产产品和服务的组织方式（World Bank，1991）。中央计划（政府）体制确实无法如分散计划（市场）体制那么迅速和自发地"集结"分立的最优生产知识（Knowledge）来配置有限资源（Hayek，1945）。然而，"政府主导"的坚定拥护人认为医疗市场存在种种"特殊"情况，包括医疗服务派生需求（Derived Demand）的性质、医患双方信息的不对称，以及对医疗服务需求和产出的不确定性等（Arrow，1963），这些"特殊性"会导致市场机制的"失灵"，因此政府应该或全面或部分地介入医疗卫生领域。"市场主导"方强调医疗市场作为市场的一般性，而"政府主导"方则强调医疗市场的特殊性。两方都试图找到最有效率配置有限医疗卫生资源来实现社会福利最大化的医疗服务供应和配置方式，但是医疗市场是一般性和特殊性共存的，所以经济学的理论研究并没有且不可能告诉人们占优策略（Dominant Strategy）是什么。

理论上缺乏定论，反映在现实世界范围内以"市场机制"和"政府干预"主导的医疗体制安排共存。美国作为医疗领域"市场主导"的典范，尽管医疗系统的响应能力（Responsiveness）排名世界第一[1]，但总体运行表现和居民的健康水平却仅排名第 37 位和 72 位[2]（World Health Organization，2000），很难称之为理想水平[3]。再看"政府主导"的英国，尽管人人都可以享有几乎免费的医疗服务，但是一般疾病长时间的等待（Propper 等，2002；Martin 等，2003），显现出其医疗服务供应效率的低下。因此，两个国家近年都在展开如火如荼的医疗体制改革（United Kingdom Department of Health，2010；United States Congress，2010）。其他国家的情况也都"各有各的不幸"，难怪"医改是个世界性难题"（温家宝，2010）。

那么，就中国自身经验看，完全由政府运营的在城市的劳保医疗和在农村的合作医疗制度在新中国成立后 20 年中显著促进了中国人均期望寿命的提高和死亡率的下降（王绍光，2003；Eggleston 等，2008），人们把这视为"政府成功"。改革开放后，人民收入迅速提高，对医疗服务需求也日益增长，但由于政府将更多的公共支出投入经济建设，在财政预算约束下，政府在卫生筹资方面作用弱化，卫生部门也经历从"国家福利模式"到"部分社会化模式"转变（Li 和 Zhou，2005；刘军民，2005），表现出医疗卫生领域逐步"市场化"[4] 的特征。近 10 年来，"看病难、看病贵"问题日益突出，成为社会焦点，人们将它视为"市场失灵"。既然"市场失灵"，政府又曾经取得"成功"，那么"政府主导"应该毋庸再议，但事实远非如此简单。新中国成立 60 年来，中国的经济、社会、人口特征发生了天翻地覆的变化。中国在头 30 年

---

[1] 报告中所指医疗系统的响应能力包括两个主要部分：（1）对人的尊重，包括对个人的尊重、隐私、个人和家庭对自身健康决定的自治力（autonomy）；（2）患者导向，包括患者得到及时的信息提示、就医时对社会支持的可及性、基础设施的质量，以及对医疗服务供应者的选择。

[2] 研究中的国家和地区共 191 个。

[3] 当然，健康的决定因素很多，一般经验显示非医疗服务对人群健康的影响要比医疗服务更大。因此，人群健康水平并不一定与医疗系统效率具有直接关系。

[4] 当然，改革开放取得的巨大成就也为这一时期医疗卫生领域"市场化"提供了一定的社会舆论支持。

取得显著成就的原因可能更多应归结为健康发展的起点低，以及当时肆虐的传染性疾病一旦得到控制成效显著等原因①。那么，初期的成功可能并不意味着真正的"政府成功"。反观中国医疗卫生领域"市场化"进程尽管显得轰轰烈烈，耳熟能详的"市场化"导向的改革实践如江苏省宿迁市医改。但是截止到 2009 年，全国 81.6% 的医疗机构床位仍然是政府办医②，而社会资本办医直到 2010 年 12 月政府才通过《关于进一步鼓励和引导社会资本举办医疗机构意见》。一个准入被限制、价格被管制、绝大部分经营主体仍然是政府的领域能称为"市场主导"吗？既然答案是否定的，那么更不能得出以偏概全的中国医疗卫生领域"市场失灵"的结论。

得不到定论，并不能阻止我们"摸着石头过河"。从 2006 年开始，中国政府启动了雄心勃勃的全国医药卫生体制改革计划，旨在从制度上系统解决越来越严重困扰亿万国民的"看病难、看病贵"问题。2009 年 4 月新一轮"医改"开展后，政府更是计划在 2009～2012 年共计投入 8500 亿元支持改革。尽管政府投入巨大，但是如果改革措施未能遵从客观规律，新增资源不能有效得以配置，那么"看病难、看病贵"问题会依然存在，这将大大偏离民生制度建设正确轨道，与"促进经济和社会全面协调可持续发展的必然要求"相违背，阻碍社会主义和谐社会重大任务的完成。

那么，在理论研究不能得到一个满意结论的情况下，有效、及时缓解和解决"看病难、看病贵"问题的现实紧迫性给我们提出了采用实证研究的方法进行科学研究的要求。因此，本书立足于中国医疗卫生体制改革的实践，采用实证研究方法，重点回答了以下命题：市场竞争机制在中国医疗服务供应上是否"有效"？公立医疗机构的"管办分开"改革是否能推进医疗服务供给的增加？基本医疗保险制度的建立是否能促进人民健康水平的提高？中国政府卫生支出跨地区配置的巨大差异的

---

① 这与如今慢性病为主的人口疾病谱呈显著区别。
② 数据由《2010 中国卫生统计年鉴》整理得到。

决定因素是什么？如何促进地区差异的收敛？现阶段，市场机制与政府干预在医疗卫生领域如何分工以更好地实现政府和社会的意愿目标？

本书以问题为导向，紧密围绕如何缓解和解决"看病难、看病贵"问题，就中国医疗服务领域中的几个重要方面对"市场机制"作用与"政府干预"措施进行经济学评估，以期找到医疗卫生领域中市场配置和政府干预的最佳结合点，完善有关市场机制与政府干预基本理论研究，为中国医疗卫生体制改革的实践提供科学的决策参考和政策建议，同时也为其他发展中国家制定医疗体制改革政策提供文献支持。

1.2　主要概念的界定

1.2.1　市场机制

"市场机制"（Market Mechanism）指在市场经济中，市场上直接发生作用的价格、竞争、供求等市场因素互相适应、互相制约、自行协调、自行组织的有机体系，因此又称为市场的调节机制或市场的调节功能（厉以宁，1993）[①]。米尔顿·弗里德曼、罗斯·弗里德曼和阿马蒂亚·森（Friedman 和 Friedman，1980）（Sen，1993）强调市场机制作用的核心在于让人们可以自由地选择（Free to Choose）。一般地讲，市场机制本身并不需要市场完备、竞争完全、交易费用为零等古典经济学假设，违背以上假设，市场机制本身仍会起作用，但是可能存在市场机制并不是最有效率配置资源的方式，那么，这种情况一般被称为"市场失灵"[②]。

本书中"市场机制"的概念等同于以上的定义，认为其核心构成要素包括竞争的市场（Competitive Market）、个人决策的自治（Individu-

---

[①]　关于"市场机制"的定义，据笔者查阅文献的情况，西方学者（包括教科书）并没有对其做规范的定义。中文文献就"市场机制"规范的定义（不包括网络文献，例如"百度知道"），认为市场机制就是价格机制（Price Mechanism），指价格或数量的调整，致使失衡的市场重新恢复均衡的市场力量。该定义与厉以宁的定义实质上没有根本矛盾，后者较前者更强调市场中价格机制的作用，认为价格机制是市场机制的根本。厉以宁的定义更强调市场机制的宽泛作用，因此本书采用了后者的定义。

[②]　市场失灵会在本书的文献综述部分详细讨论。

al Autonomy）和价格信号（Price Signal），特别强调了市场机制中的竞争机制，以及公平、公开、公正市场的建立对医疗卫生领域产生的影响。

1.2.2　政府干预

经济学中，"政府干预"（Government Intervention）是政府对经济干预的简约表达，指政府为达到宏观经济政策的目标，即充分就业、价格水平稳定、经济快速增长和国际收支平衡，而制定解决经济问题的指导原则和措施以实现其对整个国民经济的调节和控制的过程（厉以宁，1993）。

在市场经济中，政府对经济的干预主要通过公共经济政策的实施进行，与之相配合的是公共经济政策工具，主要包括财政工具、金融工具、直接控制工具和制度工具等。黄恒学（2009）对其进行了归纳：（1）财政工具是政府通过调整财政收入与支出，即运用预算、财政投资、财政补贴、税收和国债等调节社会总供给和总需求的均衡和结构均衡；（2）金融工具是政府通过对利率和货币供应量的调节来实现特定的政策目标；（3）直接控制工具是政府通过行政手段或立法方式对经济社会生活实行的直接干预；（4）制度工具是政府通过立法的形式确定或调整经济运行的制度框架、契约关系或行为规范准则。本书研究了政府在医疗卫生领域中采用财政工具、直接控制工具和制度工具进行的"政府干预"，具体包括政府卫生支出、公立医疗机构的运营和建立覆盖城乡的医疗保障制度等。

1.2.3　中国医疗体制改革

"中国医疗体制改革"（Healthcare Reform in China）是中国政府针对医疗卫生领域的管理制度和管理方式进行的一系列改革。医改是个动态的过程，一般来讲，我们将 2009 年 4 月 6 日中共中央、国务院向社会公布的《关于深化医药卫生体制改革的意见》（2009）作为"分水岭"，将紧随其后展开的医改称为"新医改"，对应的，之前称为"旧医改"①。医改也是个系统工程，包括一系列改革措施，以"新医改"为例，重点工作包括：建设基本医疗保障制度、建立国家基本药物制度、健全基层医疗卫生服务体系、促进基本公共卫生服务均等化和推进公立医院改革试点。同时，医改也是个实验过程，每个地区采用的改革方式并不完全统一，多种"试点"的改革模式和措施被不同的地区所采用。

本书中的"医疗体制改革"并不特指某个阶段的医改，也不特指对全国或某个地区医改的系统性研究，而是每个章节根据不同的研究命题（假设）需要，选择了不同的改革（实践）经验进行研究。从采用的数据看，时间跨度上，研究对象都是2002年及以后的实践经验；区域上，有利用省级数据研究全国范围的实践，也有利用市级和个人数据研究某个地区的实践。每个章节都会就专门研究的实践经验进行详尽的介绍。

1.2.4 "看病难、看病贵"

"看病难、看病贵"是对中国医疗卫生领域存在问题的精辟概括，指人们就医时存在的挂号、等待床位时间很长，就医费用昂贵等问题。从字面上讲，二者意思存在交叉，如看病费用过高，同时会造成人们看病经济上的困难。本书为与国际文献（Eggleston 等，2008；Zhou 等，2009；Bhattacharyya 等，2011）保持一致，更多地将"看病难"指代为就医的物理可及性（Physical Access）困难，"看病贵"指代为就医的财务可及性（Financial Access）困难。那么，从医疗体制层面上讲，

---

① 学者按照不同的标准，对中国医改的历程进行了不同的划分。例如，钟裕民（2011）以决策价值导向为标准，将中国医改基本历程分为三个阶段：1949～1978年以政府主导的医疗体制建设，1978～2003年以市场化为改革导向的医改和2003年至今的回归"公益性"的医改。医改20年（2012）根据各个阶段焦点问题的不同，将中国医改历程分为五个阶段：第一阶段为20世纪80年代，亦称"给政策、不给钱"阶段；第二阶段为20世纪90年代，亦称"市场化大争论"阶段；第三阶段为2000年，亦称"产权改革"阶段；第四阶段为2005年，亦称"市场化非医改方向"阶段；第五阶段为2006年，亦称"政府承担基本医疗"阶段。

"看病难"更多是关于医疗服务组织和供应短缺的问题（Delivery），可以称为供给层面问题；"看病贵"是关于筹资和支付机制的问题（Financing），可以称为需求层面的问题。

1.2.5　"内增活力"和"外加推力"

"上下联动、内增活力、外加推力"是国务院在 2011 年提出的公立医院试点工作安排的指导原则，而提出的背景是希望通过公立医院改革试点"探索改革的路径"（李克强，2011）。卫生部（马晓伟，2010）指出：①"上下联动"是指为解决好医疗资源的宏观配置问题，建立社区卫生服务机构与大医院、农村医疗卫生机构与城市医院的联动协作机制，做好对口支援工作；②"内增活力"是指深化公立医院认识分配制度改革，完善绩效考核办法，进一步调动医务人员的积极性；③"外加推力"是指要鼓励和引导社会资本兴办医疗机构，形成公立医院与非公立医院相互促进、共同发展的格局，要建立行之有效的监督机制，在行业监管的基础上，探索社会监督公立医院的新途径。

本书主要就"内增活力"和"外加推力"两个原则进行了研究。本书认为两个原则尽管不完全独立，呈相辅相成的关系，但各有侧重，"内增活力"主要是关于"结构问题"，是指对公立医疗机构内部管理制度的改革，"外加推力"主要是关于"数量问题"，是指通过调动社会资源办医，从"外部"来促进医疗卫生领域的竞争。当然，二者的目标都是通过调动全社会办医的积极性促进医疗卫生领域更好的产出。

1.3　研究方法与研究思路

1.3.1　研究方法

（1）计量经济学方法

本书以省级、市级宏观数据和中国城镇居民基本医疗保险入户调查数据库（URBMIS）为基础，借助计量经济学方法，对中国医疗卫生服务供方市场的竞争程度与医疗门诊和住院产出的关系进行面板数据模型的研究，试图回答市场机制在中国医疗卫生领域是否"有效"；利用倍差法精确估计了公立医疗机构"管办分开"改革对医疗卫生服务供给的影响；利用外生的工具变量采用最小二乘法一致性估计了基本医疗保险的健康效应；对政府卫生支出的地区差异、决定因素进行了面板数据模型的计算，并利用动态面板模型分长期和短期考察了政府卫生支出在地区间是否存在绝对和条件 β - 收敛；这些都为其后的政策建议提供了可靠的依据。

（2）案例分析方法

典型案例能为理论分析提供实践支撑。在"内增活力"与医疗卫生服务产出章节中以潍坊市、无锡市和苏州市的改革实践为例来分析说明"管办分开"对医疗卫生服务供给的影响，增强了研究的客观感、真实感，富有实际意义。

1.3.2 研究思路

本书基于政策制定者的角度，运用计量经济学方法，紧密围绕两条主线展开对中国医疗卫生体制改革的实证研究：第一，在医疗卫生服务的供给（递送）上，市场机制能否促进医疗卫生服务费用的降低和产出的提高；第二，在需方（筹资）上，政府干预，尤其是政府推进建立的基本医保制度能否促进人民健康的提高，如何缩小政府卫生支出在地区间的差异。从总体结构上，本书以公共经济学（Public Economics）和卫生经济学（Health Economics）理论为指导，注重从严重困扰亿万国民的实际问题（"看病难、看病贵"）出发，以中国医疗体制改革一系列措施和存在争议的热点问题入手，展开实证研究，最后提出市场与政府在医疗卫生市场供需双方上的分工的制度安排建议。总体框架见图 1 - 1。

全文共 8 章，除第 1 章导论外，第 2 章是本书分析的基础和前提，第 3 章到第 7 章是中国的现实分析。

第 1 章，导论。主要介绍为什么提出论文所研究的问题、研究方法

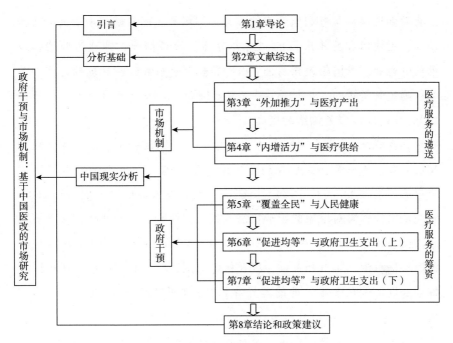

图1-1　文章基本框架

及思路等。

第2章，以往研究评述。由于本书主要是研究医疗卫生领域中市场机制是否"有效"和政府干预是否能取得"成功"等问题，因此有必要对西方经济学中关于"市场失灵"和"政府失败"的经典理论及西方和国内关于市场和政府在医疗领域内如何定位的基本观点做一个简要的归纳、介绍和评述，为全文实证分析的展开做好理论铺垫。

第3章，"外加推力"与医疗产出——竞争机制在医疗卫生领域是否"有效"？本章对非政府医疗机构的介入进行了实证考察，即竞争的增加，到底对医疗门诊和住院的产出产生了什么样的影响，试图回答市场竞争机制在医疗卫生领域是否"有效"，即通过由"新医改"倡导的"外加推力"（促进社会办医）的改革措施是否能促进医疗卫生服务市场产出费用的降低和质量的提高。

第4章，"内增活力"与医疗供给——对公立医疗机构"管办分开"改革的实证研究。上一章节论证了引入社会办医的市场竞争机制能够有效促进医疗服务产出效率的提高，本章节实证考察了3个城市（潍坊市、无锡市和苏州市）的"管办分开"改革情况，即通过厘清行政部门的行业监管的行政权与公立医疗机构所有权和经营管理权之间的关系，确定其是否能"内增活力"（有效调动公立医疗机构"内部"积极性），促进医疗服务供给的提高。

第5章，"覆盖全民"与人民健康——对城镇居民基本医疗保险的实证研究。本章节从医疗保险全民覆盖是各国（包括中国）医改主要推进的卫生政策，但其巨额支出能否有效促进人民健康方面进行切入，首先从医疗保险对健康的影响机制及相关实证研究进行回顾，接着概述了中国政府于2007年在全国范围内推广建立的城镇居民基本医疗保险制度参保范围、筹资和补助，以及保障范围，然后利用政府对居民医疗保险补助比例在各年各地的差异导致其参保覆盖的不同这一"自然实验"，准确估计了居民基本医疗保险对参保个人健康的影响，进而考察了其对不同人群的异质性影响及其具体的影响渠道。本章节的结论支持医保覆盖扩大有助于"提高全民健康水平"的判断，为当前不断加大政府补助推进城乡医疗保险覆盖的公共政策提供了决策参考支持。

第6章，"促进均等"与政府卫生支出（上）——对地区差异决定因素的实证研究。随着医疗费用占GDP的比例越来越高，政府卫生支出作为二次分配是否能有效促进民众均等化地享有医疗卫生服务，这备受政策制定者和卫生经济学家的关注。世界范围内，跨国间的政府医疗卫生支出差别巨大；同样，国内地区间差异也十分巨大。本章节通过面板数据模型研究了到底是哪些因素造成了这样巨大的差别，提出转移支付对卫生领域的专项支付比例较少可能是其中一个主要原因，为未来政府合理、公平配置地区间卫生资源提供了参考依据。

第7章，"促进均等"与政府卫生支出（下）——对地区差异收敛的实证研究。政府卫生支出跨地区的巨大差异不仅使地区间居民对医疗卫生服务利用的公平性受到极大损害，财政支出作为二次分配没有充分体现其促进社会公平进程的功能，与建立和谐社会和统筹区域发展相违背，而且卫生资源地区间的不平衡配置还会降低政府卫生支出的有效性。本章借鉴新古典经济增长理论中的经济收敛的概念，考察了1997～2009 年中国政府卫生支出地区差异是否存在 δ - 收敛，并进一步通过动态面板模型分短期和长期考察了地区间是否存在绝对和条件 β - 收敛，最后基于分析的结果就如何促进更加公平有效的政府卫生支出体制的建立进行了探讨。

第 8 章，结论和政策建议。本章对本书的主要观点、结论和创新点进行了总结，最后在此基础上提出了相应的政策建议。

第 2 章

以往研究评述

由于本书研究中国医疗体制中市场机制是否有效，以及评估现有一些政府干预措施，那么就有必要对市场与政府定位的一般理论、医疗服务市场是否存在的特殊性、主要观点，以及新中国成立以来我们是如何处理医疗服务市场中市场和政府关系的历史沿革进行回顾。

2.1　政府与市场的一般理论

市场这只"看不见的手"（the invisible hand），具有任何其他机制和手段不可替代的功能优势，包括通过经济利益的激励调动人们的积极性，促进技术创新，提高资源配置效率（Smith，1776），并且由于微观经济主体的分散决策结构，可以迅速和自发地"集结"分立的最优生产知识，从而提高决策的效率（Hayek，1945）等。如果我们的目标是使全社会福利最大化，那么以"帕累托最优"（Pareto Efficiency）为判断依据①，福利经济学（Welfare Economics）认为（Arrow，1952；Debreu，1959）：①在一定条件下，竞争的市场总能达到帕累托最优；②

---

① "帕累托最优"也称"帕累托效率"，由维弗雷多·帕累托（Vilfredo Pareto）在《政治经济学讲义》（*Manual of Political Economy*）中提出。帕累托最优是指在给定的现有资源条件下，不存在任何其他配置结果使某些人情况更好，而又不使任何其他人处境更坏。

每一种具有帕累托最优的资源配置都可以通过价格机制实现①。前者强调每一个完全竞争的市场都能带来社会福利的最大化，即实现帕累托最优不需要政府干预；后者强调每一种公平的最优配置都可以通过政府的再分配和市场机制来共同实现，所以从亚当·斯密时代到 20 世纪初，绝大多数经济学家相信，"自由放任"（Laissez – Faire）的市场经济是实现一国经济持续增长的最佳途径（林毅夫，2010）。以上理论在政府的具体职能的讨论上集中表现为斯密在《国富论》中对当时英国政府职能的介绍——保护本国社会的安全，使之不受其他独立社会的暴行与侵略；为保护人民，不使社会中任何人受其他人的欺负或压迫，设立一个严正的司法行政机构；建立并维持某些公共机关和公共工程②。后人在斯密自由放任原则的基础上，提出了政府"守夜人"观点，认为应该尽量限制政府对经济的干预。

但如果福利经济学定理建立的假定（包括市场完备、信息对称和竞争完全）不正确，那么结论就可能存在问题，市场机制就不会自动达到帕累托最优，即"市场失灵"（Market Failure）。Bator（1958）作为经济学家在 1958 年提出了市场失灵的概念③，此外，格林沃德和斯蒂格利茨（Greenwald 和 Stiglitz，1986）以比较严谨的数学模型证明了不完全竞争市场（Incomplete Market）和不完美信息（Imperfect Information）的经济通过市场机制不能达到帕累托最优，并且得到如果政府加以适当的干预④将取得帕累托改进的结论。进一步的，斯蒂格利茨和沃尔什（Stiglitz 和 Walsh，2006）将市场失灵具体表现方面归纳为：经济波动、竞争的缺乏、外部性（Externalities）、公共物品、市场欠缺（Missing Market）、公益品（Merit Goods）消费不足等。"市场失灵"理论的提出为政府这只"看得见的手"（the Visible Hand）干预经济提供了理论

---

① 它们分别构成福利经济学第一定理和第二定理。

② 这里需要强调的是，斯密的这些陈述只是介绍了当时英国政府职能的经验，即当时的情况是什么，而并没有对政府应当做什么做以上职能的限定。

③ 实际上 Medema（2007）指出，远在维多利亚时代的哲学家 Henry Sidgwick 就已经提出了"市场失灵"概念。

④ 这里的政府干预主要是指税收干预（Tax Intervention）。

依据。

当然，政府干预本身也可能存在失败。Roland（1965）在公共选择理论中提出了"政府失败"（Government Failure）这一概念：尽管完美的市场可能缺失，市场不能取得帕累托最优，但是政府干预经济可能导致结果更差。这里 Roland 强调的不是政府干预的失败，而是政府本身的缺陷会导致政府干预的失败。在"政府失败论"中，布坎南的一系列著作（Buchanan 和 Goetz，1972；Buchanan，1975；1988；Buchanan 和 Musgrave，1999；Brennan 和 Buchanan，2008）具有代表性，其归纳的政府失败的原因主要有：公共决策失误；政府工作机构的低效率；政府的扩张（即公共活动递增的瓦格纳定律）；政府的寻租活动（"租之母腹"）。布坎南提出，市场的缺陷并不是把问题交给政府去处理的充分条件，政府的缺陷至少和市场一样严重（Buchanan，1986）。Lindblom 和 Bimbaum（1979）也提出同样的观点。

现实中并不存在理想的市场，也不存在理想的政府。在市场经济发挥重大作用的同时，政府在经济中也扮演了重要角色。1929～1933 年全球经济"大萧条"（The Great Depression）是市场失灵的典型案例，紧接其后 1933 年开始的"罗斯福新政"、欧洲 40 年代后期人民社会主义和福利国家的建设时期等都是政府对市场进行干预典型成功的时期，但自经历 20 世纪 60 年代后期到 70 年代初期的"滞胀"后，经济干预给西方国家带来的负面效应似乎更多。20 世纪 80 年代，撒切尔夫人在英国主导的减少政府对市场介入的私有化改革，显然取得了成功，但自 2009 年美国爆发"次贷危机"后，各国为拯救经济危机带来的负面影响，出台了一系列的经济干预措施，其中包括美国、欧盟国家的国有化行为，昭示着新一轮政府大量干预经济的开始。

以上分析表明，市场机制和政府机制都不完美，但它们在现实经济中又都不可或缺，两者都是经济正常运行的必要组成部分。正如萨缪尔森和诺德豪斯（1992）提出："当今没有什么东西可以取代市场来组织一个复杂的大型经济。问题是，市场既无心脏，也无头脑，它没有良心，也不会思考，没有什么顾忌。所以要通过政府制定政策，纠正某些由市场带来的经济缺陷。因此，现代经济是市场和政府税收、支出和调节这只'看得见的手'的混合体。"更重要的是，二者的功能发挥在一定程度上都受政治的、社会的、经济的、文化的条件所约束，类似林毅夫提出的"要素禀赋结构"。由于各个地区各个阶段禀赋不同，所以并不存在永恒不变的结合点，这也是政府与市场在现实中"螺旋"交错发展的根本原因。我们在研究市场与政府的关系时，一定要把握住两点：第一，所研究的市场领域到底违背了哪些一般市场特征？第二，所研究的市场领域的具体经验是什么？在市场的一般性特征下，前者告诉我们它可能具备什么样的特殊性，当然特殊性的另外一面就是它可能具备什么样的一般性，即告诉我们哪些方面可能需要政府干预，哪些方面市场机制就可以起到作用。进而，我们可根据实际经验进行验证，发现真实世界的情况，从而归纳得到科学的认识。

本节的下个部分将对本书关心的医疗卫生市场的特殊性进行简要综述。

2.2　医疗服务市场的特殊性

医疗（卫生）服务作为一种经济商品（an economic commodity）特殊吗？对于此，相关文献（Mushkin，1958；Arrow，1963；Klarman，1963；Culyer，1971；Pauly，1988）达成了确实存在特殊性的共识。前面部分介绍了福利经济学的两个基本定理，此部分继续从全社会福利最大化的视角（帕累托最优）来就医疗服务市场的特殊性进行讨论，主要根据 Hurley（2000）、Gaynor 和 Vogt（2000），以及 Dranove（2011）将医疗服务的特殊性总结为以下五个方面。

2.2.1　衍生需求

医疗服务的衍生需求（Derived Demand）指人们对医疗服务的需求实质是人们对健康的需求（Grossman，1972）。用一个简单的效用函数来更清晰地分析医疗服务的衍生需求性质（Evans，1984）：假设个人的

效用函数 *U*，它由对一般商品 *X* 和医疗服务 *HC* 的消费，以及健康状态 *HS* 共同决定，其中 *HS* 又由 *HC* 和其他健康决定因素 *Z* 决定，那么个人效用函数可以表达为：

$$U = U \ (X, \ HC, \ HS \ (HC, \ Z)) \qquad (2-1)$$

那么，个人对医疗服务利用的效用取决于两方面，医疗服务消费对个人效用的直接影响：

$$\frac{\partial U}{\partial HC} \qquad (2-2)$$

以及医疗服务的消费影响健康状态，从而对个人效用产生的间接影响：

$$(\frac{\partial U}{\partial HS}) \ (\frac{\partial HS}{\partial HC}) \qquad (2-3)$$

从式（2-3）得到，医疗服务对个人效用的总影响等于式（2-1）的直接影响加式（2-2）的间接影响。一般地讲，直接影响通常为非正的影响，且大部分是负影响，如手术，而间接影响的正负却不可知。间接影响的不可知主要来源于需方（患者）对供方（医疗服务机构）提供的医疗服务能否提高个人健康状态不可知。间接影响和直接影响的共存造成了医疗服务与一般商品存在以下两个方面的区别。

一方面，人们对医疗服务的消费要达到帕累托最优意味着三个层次的最优（Hurley，2000）：第一，医疗服务生产（Production）达到最优，指供方（医疗机构）选择最佳的生产方式以追求成本最小；第二，医疗服务消费达到最优，指患者选择对自己效用（成本效益）最大的医疗服务；第三，选择恰当的健康水平达到最优，即医疗服务促进个人达到的健康状态边际上的健康效用与其消费社会中其他商品的边际效用相等。一般商品可以通过市场机制达到三个层次最优的统一，但由于医疗服务衍生需求的性质，个人并不是选择医疗服务自身的直接边际效用，而需要考虑什么样水平的健康状态下，健康的边际效用与消费社会中其他商品的边际效用相等。那么，第三个层次的最优可能与前两个层次最优不统一，例如，人们在进行第一和第二层次选择时，个人会从直接效用出发进行考虑，可能选择直接负效用小同时健康边际产出小的服务，但第三个层次是选择健康，可能就需要选择那些负效用大同时健康边际产出大的服务，二者可能存在矛盾。

另一方面，由于健康本身的社会性，衍生出医疗服务的非一般商品性质。经济学研究需求（Demand），很少研究需要（Need）。一般讲，需求是有支付能力的需要。由于"救死扶伤"属于人类的普世价值，那么社会对健康配置的最优可能是"需要"配置的最优，或者最终健康状态配置的最优，即超福利经济学（Extra – welfarism）提出的用健康来替代效用的方式考虑社会福利的最大化（Culyer，1995）。

衍生需求造成了医疗服务在以上两方面与一般商品的区别，这也是市场机制也许不能取得全社会的帕累托最优的原因。

2.2.2　不完全竞争市场

医疗服务可能是一种差异化产品（differentiated product），这源于疾病自身的内在异质性和患者对医院、医生的偏好差异两个方面。疾病的异质性主要是指疾病类别、病患严重程度的不同，以及患者年龄、性别、体质等的不同，共同造成了对其治疗方案的不同。偏好差异性是指患者对医院、医生的偏好差异。患者在选择就医时，会有非常强的个人偏好，比如医院的种类、位置，医生的形象（高矮、性别、年龄）等都会造成影响患者就医的选择（Satterthwaite，1979；1985）。因此，Gaynor and Vogt（2000）形象地把医疗服务比作发型设计、投资建议等定制服务。

医疗服务差异化产品的性质造成了此现象——尽管医疗市场存在很多医院、医生，但是某个医院、医生实际上都面临着差异化的消费者（患者），因此这个市场可能就是一个垄断竞争市场（monopoly competitive Market）。垄断竞争市场中，实际上可能只有个别或很少的厂商（医院或医生）提供某一种特定的差异化产品（针对某种疾病或是某类人群的医疗服务），这就形成了这种差异化的产品由垄断的或是寡头的厂商（医院或医生）提供这一特征，垄断竞争市场是不完全竞争的市场。这样，大部分的医疗服务市场也许并不能取得帕累托最优（Gravelle，1999）。

2.2.3 外部性

外部性（externalities）是指个人自身对某物品的消费或消费水平可能影响到其他人的效用。外部性的存在是造成市场失灵的一个典型原因。Culyer 和 Simpson（1980）对医疗服务的外部性进行了总结，他们认为其存在三个方面的外部性：第一是预防性医疗服务的外部性，这主要针对的是传染性疾病；第二是一些不经常发生的医疗服务的"选项价值"（option value）外部性，如果政府对这些医疗服务不进行补贴的话，它们可能就没有人提供，就会造成市场的供应缺少（Weisbrod，1964），如急症服务；第三是指来自他人对自身医疗服务消费的关心，这实际上是指他人对自身健康的关心。

医疗服务除了以上三个方面的外部性外，类似于教育，健康也是一种公益品（merit goods），它们也存在正的外部性，即意味着个人可能对其投入不够，需要政府加以鼓励（价格补助），甚至强制对某些医疗服务的消费，以促进社会福利的最大化。

2.2.4 信息不对称

信息不对称（information asymmetry）是指参与市场交换的双方对有关交易的信息存在不同的掌握，一方知道的一些信息，另外一方不知道。在就医时，体现为医生由于具备专业知识，因此较患者具备更多的关于其病情和医疗服务需要的信息。信息不对称将造成市场配置不能达到帕累托最优（Greenwald 和 Stiglitz，1986）。在医疗服务中，实现个人福利最大化的最优状态是个人选择实现其健康的边际效用与其消费社会中其他商品的边际效用相等的医疗服务量，但是需方（患者）只是清楚式（1-3）中的 $\partial U/\partial HS$（健康的边际效用），并不清楚 $\partial HS/\partial HC$（医疗服务对健康的边际影响），而供方（医生）正好相反。

使信息不对称问题变得更为复杂的是由于很大一部分医疗服务不是反复消费且难以标准化,所以信息不对称的问题很难通过"从经验中学习"(learning from experience)(Musgrove,1996)来实现更优的选择。Weisbrod(1978)进一步强调大部分时候,患者并不能知道一些反事实的一面(如果不选择治疗,健康状况会怎么样)。

2.3.5 不确定性

医疗服务的不确定性(uncertainty)主要体现在两个重要方面:对医疗服务需求的不确定性和医疗服务疗效的不确定性(Arrow,1963)。在不确定性情形下,市场机制要达到帕累托最优就需要健全的风险分担机制,在医疗卫生领域通常表现为医疗保险,但是如果医保缺失或者分担机制不健全的话,市场机制同样可能无法取得帕累托最优,这主要涉及以下三方面的问题。

(1)经济规模

保险公司要保证正常的运营需要有足够多的医疗保险需求来汇总个人的风险,如果医疗保险市场的经济规模(economics of scale)不大或者对应的保险市场不健全,就会造成医疗保险的缺失,这反映在并不是所有的市场都会自动地产生针对所有人的医疗保险。如中国农村,在20世纪80年代农村合作医疗制度解体后,市场并没有自动产生专门针对农村居民的医疗保险,直到2003年中国政府才开始试点"新型农村合作医疗制度"并逐步推广到全国。另外,如果经济规模足够大,也可能产生为数不多的寡头医疗保险公司,从而形成垄断。无论两种情形的哪一种,显然都会造成医疗保险的"市场失灵"。

(2)风险选择

风险选择(risk selection)来自保险人和保险公司的信息不对称。

一种情形是当保险人比保险公司更清楚自己的健康状况时,即病患风险,那么有较低风险的个人就不会选择参加医疗保险,参保人都是那些患病风险较大的个人,这种参保行为一般被称作逆向选择(adverse selection)。当健康的个人选择退保后,保险公司就会提高保险金以维持正常运营，这时那些认为自身的病患风险并没有缴纳的保险金那么高的个人就会选择退保。如此循环，就可能造成医保市场的不稳定，从而造成医保市场相对某一部分人的缺失。当然，保险公司为了避免逆向选择带来的信息不对称，往往只会接受那些他们可以判断风险的个人的参保申请，这将造成医保市场对于那些风险不能或很难被识别个人的缺失。

另一种情形是保险公司通过专业技巧获得比个人更多的关于自身病患风险的信息，这种情形下保险公司为了追求利润，就会去接受那些风险相对于缴纳的保险金更小的个人的申请，保险公司的这种行为一般被称作风险套利（cream - skimming）。保险公司为了风险套利就会在设计参保政策时加入一些附带条件来排斥风险较大的个人，从而选择那些风险较小的申请者（Giacomini 等，1995；Neuman 等，1998；Newhouse，1998）。

无论个人的逆向选择，还是保险公司的风险套利都会造成医疗保险相对部分人群的缺失，而这种缺失将使他们的风险无法通过市场进行分摊，从而削弱市场机制的配置效率。

（3）道德风险

在医疗卫生服务市场中，道德风险（moral hazard）是指参保后，个人增加参保前期望的医患风险损失的行为，它包括增加医患风险的可能性和提高医患风险带来的损失两方面。

增加医患风险的可能性是指个人在参保后，由于医疗风险得到了分摊，参保的个人不再像参保前那样注重健康的维护或是增加可能对健康带来危害的行为，从而使得参保人的医患风险较参保前更高。由于增加医患风险将带来对卫生服务的利用，而卫生服务利用带来的直接效用往往为负，所以这方面的道德风险可能并不严重。

在医疗服务市场中，比较严重的可能是第二种道德风险，即个人提高医患风险带来的损失，这表现为个人在患病后，由于个人分担的医疗费用较参保前有大幅下降，因此在边际上个人自付的费用可能小于医疗服务致使的健康提高带来的效用，这将诱导个人对更多医疗服务的利用。理论上而言，个人将消费到边际上自付费用的效用等于医疗服务促进的健康带来的边际效用，这就将大大使参保人在参保后的医疗服务利用大于参保前的利用。这也将使参保人和保险公司陷入逆向选择时面临的同样困境：参保公司预期个人在参保后消费更多，就会设置更高的参保金额度，而参保的个人必然是那些认为自己在参保后的医患风险大于参保金的那些人，因此参保公司意识到后又会提高参保金，往复循环，医保市场将不稳定，造成医保市场在某种程度上的缺失（Evans，1984）。

从上面分析可以看到，医疗保险市场的经济规模、风险选择和道德风险问题都可能导致医疗保险市场在某种程度上的市场不健全，那么这都将使医疗服务市场无法自动取得帕累托最优，那么这个时候通过非市场的政府干预可能促进医疗服务市场的帕累托改进（Arrow，1963）。

2.3 医疗卫生体制中政府与市场的定位

以上将医疗服务与一般商品进行比较，从福利经济学的角度讨论了医疗服务市场五个方面的特殊性，认为它们的存在都可能造成医疗服务市场的失灵，这为政府干预提供了依据。但正如公共选择理论指出，尽管市场机制也许不能取得帕累托最优，但政府本身也存在本质的缺陷，这将会导致政府干预的失败，因此政府干预经济可能导致结果变得更差（Roland，1965；Lindblom 和 Bimbaum，1979；Buchanan，1986），因此，本书认为市场机制可能的失灵并不是政府全面干预医疗卫生领域的充分条件。

市场可能失灵，政府也可能失败，迄今为止市场机制仍然是配置资源的最好方式。市场机制能够促进效率和提高市场对稀缺服务的反应力，它能够让那些提供效率低、价格高的供应者退出市场，从而使市场达到生产最优（生产者为追求利润而选择最好的生产方式来减少成本）和交换最优（商品间的边际替代率相同，也就是所有人的效用达到最优）。更重要的是，无论政府是否干预，市场的以上机制是始终客观存在的（Saltman 和 Otter，1992），尽管在某些条件下它可能无法达到帕累托最优。因此，市场与政府在医疗卫生领域中如何定位，基本的逻辑首先是需要确定市场机制在医疗卫生领域中的哪些方面能发挥作用，哪些方面不能发挥作用，那么在市场机制不能发挥作用的区域，政府再作为市场的补充进行干预。

2.3.1 国际相关文献的观点

在研究政府在医疗卫生领域中定位的时候，国际文献认为首先应该明确政府的定位是随时间、社会变迁改变的。当传染病肆虐，医疗服务主要反映为公共卫生服务，即外部性非常强的公共品时，政府就应该更多地介入医疗卫生领域。中国完全由政府运营的卫生系统在解放初期获得巨大成功就是一个很好的例证。但随着时间的推移，当人群疾病谱从传染性疾病逐渐向非传染性疾病（如慢性病）转变后，医疗服务产品的性质也随之从更大程度的公共品向更大程度的私人产品转变，这时政府在医疗卫生领域中的职责也应该转变。Birdsall 等（1989）在回顾、比较 1900～1985 年各国健康发展史后，认为随着工业化进程的推进，政府在医疗卫生领域的职责也应该逐渐减少：首先，Birdsall 等（1989）认为由于医疗服务是一种正常品，随着经济的发展，人们对医疗服务的需求将日益增加，政府继续承担大部分的医疗卫生服务将面临巨大的财政压力（fiscal pressures）。这方面英国国家医疗服务体系（National Health Service，NHS）是一个典型，相关文献预计英国政府在 2014～2015 年为 NHS 提供的财政支持将达到全国总公共支出的 30%（Buckler，2011）。其次，随着人群疾病谱的变化，医疗服务从以公共品为主转变为更多的是私人产品。因此，相对于私人部门，政府作为公共服务的提供者在效率上的表现随着时间的变化变得越来越低。随着时间、疾病谱的变化，政府可能更多的应该定位在医疗卫生领域中的基本服务和促进医疗服务的质量上，从运营医疗机构的直接供给医疗服务的模式转变为通过购买服务的方式来间接提供，当然政府有责任通过一系列有效率的政策实施来建立一个非常好的市场制度环境（Pollitt，1990）。这就涉及如何将之前的政府运营的医疗机构转型的问题。那么，将之前的较为集中的医疗机构系统进行分权改革，即把运营权下放可能是一个非常好的选择，当然政府进行分权改革的同时也应该加强对医疗领域的监管来保证医疗服务的质量（Singh，2002）。

2.3.2　国内相关文献的观点

中国的学者就医疗卫生领域中市场与政府的定位也进行了激烈的讨论，特别是近 5 年针对新一轮医药卫生体制改革的基本思路应该如何展开，"论战"更是激烈。

根据各方观点，一般形象地将"论战"具有代表性观点分为两类——"政府主导"和"市场主导"。对于两类观点比较熟悉的典型概括如（王虎峰，2008b）："政府主导"的观点强调医疗卫生领域要强化政府的筹资和分配功能，以及政府全面干预医疗卫生服务体系的建设和发展功能（葛延风和贡森，2007）；"市场主导"观点强调政府负责筹资，而市场负责医疗服务的供应①。这些概括确实呈现了不同观点的改革具体建议，但却轻视了不同观点出发的基本理论基础，这容易陷入倒推逻辑的误区，即在深入讨论的时候以具体建议反过来推测观点的出发点，造成误解。这表现在基于以上具体建议的概括，部分媒体和相关学者直接将"政府主导"与筹资分配方式中的"补供方"（将政府卫生支出主要直接补助公立医疗机构）、"市场主导"与"补需方"（将政府卫生支出主要补助医疗保险）联系，在进一步叙述时，采用逻辑倒推的方式推测这些建议的出发点，比如将这些建议全部或部分地归结于医疗改革中所涉及的政府部门利益，从而引起绝对化，诱发从观点到针对部门和个人的批评（朱幼棣，2011），引起直接地对某些部门和某些个人所有改革措施和观点的否定。

---

① 在概括的基础上，王虎峰（2008b）认为应该从公共治理理论出发，将医疗卫生领域分为公共卫生、医疗服务、药品生产流通和医疗保障四个领域，根据四个领域的特征，提出公共卫生应由政府主导，医疗服务政府、市场共同举办，药品在政府的监督下由市场负责生产、流通，最后将医疗保障分为三个层次，医疗救助、社会医疗保险、商业健康保险分别由政府、政府市场结合和个人承担运作（王虎峰，2008a）。

本书并不否认医改存在社会性和政治性，但为了更好地回顾各种观点的本意，本书更倾向于对不同观点的基本理论出发点进行总结，依据刘国恩（2008a）将争论的主要观点归纳为两种医疗体制模式：

（1）以政府干预为基础，市场机制为补充的福利模式。这种模式的理论思想源自超福利经济学，认为医疗卫生体系的职责是促进人民健康，但由于医疗服务具有的"特殊性"可能导致市场失灵，并且市场机制无法保障每位公民按健康"需要"（need）利用医疗服务，因此政府为了保障人人获得基本医疗卫生服务的权利，需要全面干预医疗卫生领域成为卫生系统的主要运营者，所承担的职责包括监管、筹资和提供，但不否认在运营的手段上应该引入市场机制来提高效率（李玲，2007）。本书将提倡这种模式的观点简称为"政府为基础"。

（2）以市场机制为基础，政府干预为补充的竞争模式。这种模式的理论思想源自古典福利经济学，认为医疗卫生领域通过市场竞争，不仅能取得医疗服务生产的最优（technical efficiency），还能实现医疗服务消费的最优（allocative efficiency），最后实现全社会福利的最大化（刘国恩，2008b）。本书将提倡这种模式的观点简称为"市场为基础"。"市场为基础"的观点并不否认医疗服务具有"特殊性"，但强调医疗卫生的主要运营者仍然是市场，通过市场进行资源配置，在政府干预能促进帕累托改进时，引入政府干预。

"政府为基础"和"市场为基础"之争的逻辑起点追本溯源在社会福利的衡量上。"政府为基础"的观点强调健康，认为保障公民基本健康的权利和促进健康的公平是社会追求的首要目标，因此强调在健康和健康公平上追求效率。"市场为基础"的观点强调一般的效用，认为其他一般产品的消费带来的效用与健康带来的效用同样重要，市场在促进医疗服务资源的时候达到了生产和配置的效率，从而实现了社会福利最大化，因此强调在效率上追求健康和健康公平。因此，两者的逻辑起点的不同造成了在基本制度设计上的不同。

本书认为这两种模式价值观取向的不同，无法取得共识在于判断标准的不同，造成规范研究继续开展陷入困境。因此，国内外的相关学者对相关问题展开了实证研究，试图以"结果为导向"来评估相关的医疗卫生政策。由于实证研究大部分是针对某个具体问题的讨论，例如，竞争机制是否能促进更好的医疗产出等，按照本书每个章节对某个具体问题进行仔细研究的行文方式，我们将这些实证文献的综述放在了各个章节中进行交代。

2.4 中国医疗卫生体制中政府与市场关系的历史沿革

2.4.1 1949～1978 年政府干预为基础时期

新中国成立后，一个广泛覆盖并由中央计划的医疗卫生系统得以建立（Eggleston 等，2008），标志为 1950 年 8 月第一次全国卫生工作会议。该次会议明确了"面向工农兵、预防为主、团结中西医"的卫生工作方针。中国内地逐步建立起以合作医疗服务农村居民、劳保和公费医疗保障城市就业人员和公务员，同时政府直接对公立医疗机构进行补助的医疗卫生体制（Wagstaff 等，2009）。

在筹资方面，钟裕民（2011）将这一时期劳动保障制度细分为三个阶段：

第一阶段，1949～1955 年：公费医疗、劳保医疗制度建立与形成阶段。新中国成立后，由于物资匮乏，医药物资和卫生器械短缺，这一阶段中国卫生政策着力解决城市就业人员的基本医疗保障，标志为1951 年 2 月和 1953 年 1 月分别由政务院和劳动部颁发的《中华人民共和国劳动保险条例》和《劳动保险条例实施细则修正草案》。两项政策分别将城市就业人员及大部分行业和单位的直系亲属纳入医疗保障体制。

第二阶段，1955～1965 年：公费医疗、劳保医疗制度调整与农村合作医疗创立阶段。由于城市就业人口的扩大，这一阶段为控制医疗费用的开销，政府发布了包括《关于取消随军家属公费医疗待遇的批复》《关于改进公费医疗管理问题的通知》等一系列的政策以控制公费医疗费用的快速增长。与此同时，政府也将政策重点贯彻到农村，推动建立和推广了农村合作医疗制度。

第三阶段，1965～1978年：农村合作医疗制度得到发展，公费医疗和劳保医疗得到巩固时期。在该阶段期间，农村合作医疗制度有了迅速发展，到1976年，全国实行合作医疗制度的生产大队的比重高达93%，覆盖了全国农村人口的85%（周寿祺等，1994）；而在城市的公费医疗和劳保医疗没有太多变动，但实施了一些控制费用增长的政策。

医疗服务递送方面，在农村，伴随合作医疗制度产生的"赤脚医生"和在城市的工作车间的卫生室构成了这个时期医疗服务一级医疗递送人员和机构，而乡镇卫生院和社区医院分别构成农村和城市的二级医疗机构，三级医疗机构则由县医院和城市中的大医院构成。这一时期，政府通常采用中央和地方政府及公社收集的税收来支付公费医疗和劳工医疗产生的费用，并且也对医疗机构进行直接补助。为了使基本医疗政策覆盖更多的人群，在财政紧缺的情况下，政府通过压低医疗诊断价格来控制总的财政在医疗方面的支出，导致医疗诊断价格往往低于成本价格。为了避免医疗诊断低于成本而财政补助的不足导致医疗机构倒闭，政府允许医院通过药品和使用高技术的检查器械进行成本15%的加成定价，以此来补充政府财政拨付的不足（李纬，2009）。

总的来讲，这个时期中国政府主要承担了医疗服务的筹资工作，在医疗服务的递送方面主要通过政府干预来进行医疗卫生服务市场的资源配置。

2.4.2 1978～2003年转型时期

1978年开始，中国进行了伟大的经济改革。改革开放主要是以转变计划经济。逐步由市场机制来配置资源的改革。伴随生产、商业部门的市场化改革，中国医疗服务市场也跃跃欲试。其标志是1979年时任卫生部部长的钱信忠发表《"运用经济手段管理卫生事业"的意见》，以及卫生部等三部委联合发出的《关于加强医院经济管理试点工作的通知》。

筹资方面，由于旧的税收体制的改革，地方政府承担了更多的地方政务，在医疗卫生体制中体现为总的政府卫生支出中地方政府承担份额大大增加（Pan 和 Liu，2012），这就导致以经济增长为主要考核地方行政长官的制度促使地方政府愿意将更多的资金投入经济建设，而忽略包括卫生领域的民生建设，（刘军民，2005），表现为政府在整个卫生筹资中作用的弱化。

具体的保障制度方面，在农村，伴随家庭联产承包责任制取代公社制度，合作医疗制度迅速崩溃（Hsiao，1984）；在城市，由于大量的私营企业诞生及国有企业改革，大量的就业人员被排斥在既有的劳保医疗制度之外。1998 年，以《关于建立城镇职工基本医疗保险制度的决定》（国发〔1998〕44 号）颁布为标志，中国为城市就业人口建立了城镇职工医疗保险制度。该保险为强制保险，这样保证了城市就业人口的医疗保障，但与此同时，大量的农村居民和大量的城市非就业居民陷入了无任何医疗保障的境地。

递送方面，一方面，为了保障基本医疗服务的财务可及性，政府继续执行政府管制的医疗价格，同时为了保障医疗服务机构的正常运行，仍然允许它们对药品和高技术检验进行成本加成；另一方面，政府对公立医院"放宽政策，简政放权，多方集资，开阔发展卫生事业的路子"（卫生部，1985），模仿国企改革推进医疗服务市场的"市场化"，典型例子是江苏省宿迁市将公立医疗机构几乎"卖光"的产权改革。尽管医疗人员的费用在政府管制价格下得以控制，甚至低于成本，但同时由于允许对药品"加成定价"，公立医疗机构有自然的优势将医疗垄断延伸至药品垄断，至此，扭曲的医疗服务市场的价格形成，"大处方"等问题应运而生（朱恒鹏，2007）。

在此期间，中国医疗体制开始转型，由于诸多因素，原来由政府承担的医疗服务费用的筹资，转而主要由个人来更多的承担，而在医疗服务递送方面，中国进行了不彻底的市场化来配置医疗服务市场的资源。

2.4.3 2003年起至今政府干预与市场机制兼有时期

由于筹资主要由个人来承担，这难免会造成群众的"看病贵"情况的出现，同时由于不彻底的市场化改革，导致市场配置和政府干预两种机制畸形地共存于医疗体制中，由此形成的医疗服务价格的扭曲局面，不仅导致医疗服务供给的不足"看病难"问题，也更加剧了"看病贵"的情形（周其仁，2007；朱恒鹏，2007）。从2003年开始，中国政府逐渐认识到了医疗作为重要的民生问题的严重性，开始着力进行再次改革。

在筹资方面，随着经济的发展，国家财力的上升为政府承担更多的医疗服务费用提供了条件。以2003年颁布的《关于建立新型农村合作医疗制度的意见》开始，中国在广大的农村地区开始推广新型农村合作医疗制度，政府对参保个人进行财政补贴，至此大量的农村居民被纳入医疗保障制度。从2007年开始，中国政府针对城市非就业居民，开始在79个城市试点建立城镇居民基本医疗保险制度并在全国推广。该保险也由政府进行部分补贴来鼓励个人参保。由此中国建立了覆盖全民的基本医疗保障制度。随着2009年新一轮医改的开展，政府逐年加大了对新农合和城居保的补贴力度，于2011年基本医疗保险实现覆盖95%以上全国人口。

在递送方面，到底应不应该由市场来进行医疗机构的资源配置的争论不断。黎燕珍（2005）对这一时期的政策变化进行了精彩描述：1999年开始的公立医疗机构产权改革持续到2004年，最具代表性的是时任卫生部政策法规司司长的吴明江在全国政协举办的一次医改研讨会上表示，在医疗体制改革中，国家要大踏步后退，政府只举办部分公立医院。到了2005年，卫生政策却峰回路转，卫生部副部长马晓华发表讲话，严厉批评了当前公立医疗机构公益性淡化、过分追求经济利益的倾向，并且着重强调："应当坚持政府主导，引入市场机制。产权制度改革，不是医疗制度改革的主要途径，我们决不主张民进国退"。实际上，在2009年新一轮医改颁布的《关于深化医药卫生体制改革的意见》

中确定了要鼓励社会兴办医疗机构的政策，集中在 2010 年末由国务院转发发改委、卫生部等的《关于进一步鼓励和引导社会资本举办医疗机构意见的通知》（国办发〔2010〕58 号）。

总的来讲，在此期间，可以认为中国政府重新强化了在医疗卫生领域筹资的责任，在递送方面却从在市场机制和政府干预的徘徊不定中逐步迈向由市场机制来进行配置的公共政策。

2.4.4　历史沿革的总结

新中国成立以来，在整个医疗卫生体制的改革中，在分析市场和政府关系时，必须要将卫生体制一分为二，即筹资和递送两方面。图 2 - 1 就之前的分析，对整个历史沿革进行了总结。

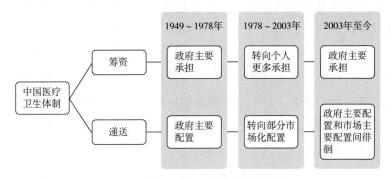

图 2 - 1　中国医疗卫生体制的历史沿革

在筹资方面，中国政府经历了几乎全承担、到弱化、再到逐步强化责任的 3 个时期。可以说，这 3 个时期也是伴随着中国经济改革、发展背景下产生的变革，其中包含了政府主动改革的意愿，同时反映了政府在满足不同时期民众对医疗保障的诉求过程中做出的政策调整。而在递送方面，计划经济下的政府干预为主的递送方式随着改革开放也逐步进行改革，但在这个过程中，由于医疗服务市场并不是完全的市场化，加之政府干预导致的价格扭曲，让中国政府关于到底应不应该由市场进行主要的资源配置产生了徘徊。从实践上讲，中国政府在医疗服务递送方面的改革经历了几乎完全由政府干预进行配置，到政府部分干预，再到部分干预的强化和弱化的来回摆动，最后到现今的趋于部分干预弱化的卫生政策。

2.5　本章小结

总的来说，市场和政府在医疗服务领域中各自扮演什么角色一直是世界各国政策讨论和理论研究的热点问题。尽管就此的研究成果已相当丰富，但并未得出统一的结论。本书认为真实世界中各种社会经济条件和制度的客观约束，以及研究者所持不同的价值观都是造成不同结论的关键原因。那么，在中国的客观条件下，如何及时有效解决面临的"看病难、看病贵"问题就为我们提出了根据中国的实际情况，利用中国的数据进行实证研究的要求。近年来，随着"医改"的深入，相关的研究成果数量上有明显增加，讨论成果也比较多，但仍然存在以下的改进之处：一是缺少专门针对医疗卫生领域竞争机制和政府干预纳入一个分析框架进行分析的研究成果；二是缺少将相关市场竞争机制和政府干预进行定量分析的研究，特别是利用全国层面的宏观和微观数据进行结合的研究；三是就国际文献讲，专门针对发展中国家进行市场机制和政府干预的研究也较少。

第 3 章

"外加推力"与医疗产出

—— 竞争机制在医疗卫生领域是否"有效"？

"迄今为止，竞争性市场是组织和生产物品和服务的方法中最有效率的方式"（*Competitive markets are the best way yet found for efficiently organizing the production of goods and services*）。

—— 世界发展报告（*World Development Report*）（1991）

3.1 引言

本章旨在研究市场竞争在医疗卫生领域能否促进更好医疗服务产出。长期以来，此议题得到全球经济学家广泛关注。2009 年中国政府启动的新一轮医药体制改革中，五项重点改革之一为公立医院改革。如何开展公立医院改革以促进中国医疗服务供给系统（Health Care Delivery System）效率的提高，直接关系国计民生。因此，用科学的方法展开分析、刻画市场竞争对医疗服务产出的影响，不仅具有理论开拓意义，更具有重大现实意义和社会影响。

通常讲，市场竞争机制能最有效调动全社会生产积极性，提供更多更好产品和服务（World Bank，1991）。健康的竞争机制将促进厂商不懈地改良生产流程和方法以追逐消费者。产品和服务质量因此得以提

31

升，这同时促进创新，产生出新技术。这些信息再通过市场进行迅速扩散，从而淘汰或者"再造"（Restructure）那些不具备竞争力的厂商，促使基于质量价值的产品、服务价格得以降低（Porter，1980）。从人类社会经济发展史看，所有良好运行的产业，如汽车、电脑等，其长足发展都得益于该机制（Porter 和 Teisberg，2006）。因此，一个自然推论是通过市场竞争来配置医疗服务供应也将"有效"（Grand 等，1992）。

　　然而，医疗服务市场存在的一些特殊性使得其并不一定满足经典经济学理论中完全竞争市场前提假设，这让一些学者们对竞争作用产生怀疑。由于疾病自身异质性和患者对医院、医生偏好差异（Gaynor 和 Vogt，2000；Satterthwaite，1979，1985）[①]，医疗服务实际上是一种差异化产品（differentiated product）（Dranove，2011；Robinson 和 Luft，1985）。因此，市场内尽管存在大量医院、医生，但某个具体医院、医生实际上都只在向差异化的患者提供差异化的医疗服务，这使得医疗服务市场变为一个垄断竞争市场（monopolistic competitive market）。垄断竞争市场的不完全竞争性将可能导致竞争机制在医疗服务市场中不能取得与一般竞争市场相同效率（Gravelle，1999）。另外，医疗服务市场存在的严重信息不对称（information asymmetry）也可能导致竞争失灵。由于医生较患者具备更多关于病情和医疗服务的所需信息，这大大增强医院和医生市场势力[②]，那么竞争增加可能促使医院进行装备竞赛（medical arms race），反而使得患者承担更高价格和过度的医疗服务（Luft 等，1986；Robinson 等，1987；Robinson 和 Luft，1985）[③]。

　　在理论上，市场竞争机制在医疗卫生领域是否"有效"并无定论，

---

① 限于篇幅本书没有就此展开详尽讨论，相关文献请参考 Satterthwaite（1979，1985）、Gaynor 和 Vogt（2000）。

② 使信息不对称问题变得更为复杂的是由于很大一部分医疗服务不是反复消费且难以标准化，所以信息不对称的问题很难通过"从经验中学习"（learning from experience）（Musgrove，1996）来实现更优的选择。Weisbrod（1978）进一步强调大部分时候，患者并不能知道一些反事实的一面（如果不选择治疗，健康状况会怎么样）。

③ 当然，医生是否利用这一优势来诱导服务，取决于医生的利己和利他动机，但医生的利己动机不一定就会产生诱导服务，因为利他行为本身也会提高个人效用，本身也是利己。

这需要通过实证分析加以验证。本章通过竞争与医疗市场产出分析,构建竞争对医疗服务市场产出影响模型,利用中国宏观省级和微观个人数据,运用计量经济学分析方法,从实证角度讨论:竞争是否促进中国医疗服务市场更好医疗服务产出,基于 SCP(Structure – Conduct – Per-formance)① 分析框架估计竞争对医疗服务质量和费用影响。

本章第二节回顾文献;第三节介绍模型与方法;第四节运用中国省级数据进行宏观实证分析;第五节运用中国城镇居民基本医疗保险入户调查数据进行微观实证分析;第六节是相关讨论;最后是结论与政策建议。

3.2 文献回顾

相关国际文献几乎都针对发达国家展开,主要从竞争能否促进医疗服务质量提高和价格下降两方面展开。

第一,医院间竞争对医疗费用的影响。此方面研究得到的结论非常不一致。一些研究显示竞争增加了医疗费用。这些研究发现,竞争将导致市场中的医院进行"装备竞赛",从而致使就医费用的提高。Robinson 和 Luft(1985)利用 15 英里范围内的医院数量作为竞争的衡量指标,发现医院所处地区竞争越激烈,医院倾向于收取更高的费用。采用同样的衡量指标,Luft 等(1986)和 Robinson 等(1987)进一步发现竞争的增加会致使医院诱导病人使用更多的高技术服务,如心脏搭桥手术和乳腺 X 光检查等。另一些研究则显示竞争起到了降低费用的作用。Connor 等(1998)分析了 1986 ~ 1994 年美国近 3500 所短期综合性医院的运营情况,发现在竞争更激烈(HHI 越小)市场中的医院的就医费用更低。Gaynor 和 Vogt(2003)、Capps 和 Dranove(2004)及 Town 和 Vistnes(2001)采用结构方程的方法对此进行研究,也得到了相同结论。还有研究显示竞争对费用没有影响。Monica(1988)利用 HHI 指

---

① SCP 模型将在本书的后面部分进行较仔细的介绍。

数作为竞争衡量指标，发现费用与竞争没有关系。另外，相关研究还发现竞争的影响会随时间产生变化。Zwanziger 和 Melnick（1988）根据美国加利福尼亚州 20 世纪 80 年代的个人数据，利用 HHI 为竞争衡量指标，发现竞争越激烈地区，费用也越高；但同时发现在长期，竞争越高的地区，费用增长却更缓慢（Melnick 和 Zwanziger，1988）。Dranove 等（1993）利用与 Melnick 和 Zwanziger（1988）、Zwanziger 和 Melnick（1988）相同的数据，发现竞争与费用在 1983 年没有关系，但在 1988 年呈正相关。此外，一些研究还发现竞争对不同性质的医院影响不同。Lynk（1995）发现竞争导致营利性医院降低了价格，但使得非营利性医院抬高了价格。

第二，医院间竞争对医疗质量的影响。国外大量文献发现竞争提高了医疗质量。由于数据可获得性受限，这方面文献集中在对心脏病患者死亡率的研究上。以市场集中度 HHI 指数（Herfindahl – Hirschman Index）作为竞争衡量指标，Kessler 和 McClellan（2000）、Gaynor 等（2010），以及 Cooper 等（2011）发现竞争越激烈（市场集中度越小）的市场中心脏病患者的风险调整后死亡率越低。进一步的，Kessler 和 Geppert（2005）、Gowrisankaran 和 Town（2003）分别发现病情较严重的和参加老人医疗保险（Medicare）的心脏病患者在竞争更激烈的市场中死亡率更低。以医院个数作为竞争指标，Tay（2003）同样发现竞争的增加减低了心脏病患者的死亡率，Bloom 等（2010）对英国的研究得到了同样结论。一些文献也对其他的医疗质量产出变量进行了研究。Propper 等（2008）分析了英国国家医疗服务体系（NHS）在 1991 ~ 1996 年引入的一系列内部竞争机制改革对医疗市场产出的影响，发现竞争减少了患者等待时间。Sari（2002）和 Mutter 等（2008）研究了竞争对 AHRQ（Agency for Healthcare Research and Quality）的影响，Sari（2002）以 HHI 为竞争衡量指标，发现竞争激烈的地区医疗质量越高，但是 Mutter 等（2008）采用更多的市场集中度指标对竞争进行衡量，发现不同的衡量标准对质量的影响并不一致。此外，部分研究还发现竞争导致较差质量的结论，Encinosa 和 Bernard（2005）发现竞争的增加致使医院过分地降低成本，导致病人的安全指标下降，Propper 等（2004）研究了英国内部竞争改革开展后对死亡率的影响，结果显示竞争越激烈的地区死亡率反而越高。

目前就国内相关文献看，学术讨论和理论分析较多，实证研究极少。大部分相关文献基于中国实际情况和面对的现实问题，主要运用理论分析、描述性方法来分析和评价是否应该促进医疗市场竞争，或加强政府管制，或完善医疗市场竞争环境等问题（胡苏云，2000；梁鸿和褚亮，2005；刘国恩，2009，2010，2011，2012；汪丁丁，2005；周学荣，2008；左学金和胡苏云，2001）。目前国内仅有少量研究从所有制的角度，就社会办医或营利性医院参与医疗服务提供对医疗费用和质量的影响。例如，李林和刘国恩（2008）以及 Liu 等人（2009）利用固定效应模型，运用中国省级面板数据，发现营利性医院加入医疗服务提供有效降低了卫生部门综合医院门诊和住院费用。

本研究发现的唯一一篇直接以医院间竞争为主题开展的实证研究（王箐和魏建，2012）是利用 2006～2009 年中国省级层面数据分析了医院竞争与医疗费用和质量的关系。该研究使用省级行政区划作为医疗市场范围的划分，即将每个省视为一个医疗市场。在竞争强度的测量上主要采用两个指标：一是利用营利医院和非营利医院的市场份额计算得到的分门诊和住院的竞争强度指标，二是省内的医院数目的平方根。该研究主要使用了最小二乘法进行估计，发现由所有制构建的竞争强度指标起到了显著降低住院费用的影响，而以医院绝对数目衡量的竞争显著降低了门诊费用。

综上所述，相关国际文献的研究主要针对发达国家展开，大多发现竞争有助于提高医疗服务质量，但就费用影响结论非常不一致。此外，国际文献也发现随着医疗改革和时间推移竞争影响也存在变化。而处于发展阶段的中国的医疗体制较国外有较大差异，有必要对中国实际情况进行系统实证分析。而目前着眼于中国的相关研究较少，未能全面、系统地分析市场竞争的影响。本研究是对现有文献的重要补充。从 2006 年开始，中国政府启动了雄心勃勃的全国医药卫生体制改革计划，其资源投入的力度规模、全民关注的程度空前。本章研究也有助于为当前不断推进的公立医院改革和社会办医公共政策提供决策参考。

3.3　实证方法

3.3.1　竞争与医疗市场产出分析

以下基于 Gaynor（2006）及 Gaynor 和 Town（2011），分市场和政府定价两种情形讨论竞争与医疗市场产出关系。

（1）市场定价

当价格由市场制定时，基于 Spence 产品质量模型（Spence，1975）来分析竞争的影响。假设医疗市场反向需求函数为 $p = P(x, q)$，成本函数为 $TC = C(x, q)$，p 为价格，x 为服务量，q 为服务质量。假设 p 随 x 递减而随 q 递增，TC 随 x 和 q 均递增。

根据福利经济学第一定理，完全竞争的市场的一般均衡为社会最优，那么此时将满足：

$$\max_{x,q} W(x,q) = \int_0^x P(v,q)\mathrm{d}v - xC(x,q) \tag{3-1}$$

其一阶条件为：

$$P - C_x = 0 \tag{3-2}$$

$$\int_0^x P_q \mathrm{d}v - C_q = 0 \tag{3-3}$$

当医疗市场不存在竞争，即为垄断市场，且垄断医疗机构不能进行完全价格歧视时，垄断医疗机构将根据利润最大化原则决定其提供的医疗服务数量与质量水平：

$$\max_{x,q} \pi = P(x,q) \cdot x - C(x,q) \tag{3-4}$$

其一阶条件为：

$$P(x,q) + x \cdot P_x - C_x = 0 \tag{3-5}$$

$$x \cdot P_q - C_q = 0 \qquad (3-6)$$

直接对比式（3-2）与式（3-5），由于 P_x 小于 0，那么垄断医疗市场的价格将高于边际成本，即高于社会最优水平时的均衡价格。将式（3-3）与式（3-6）分别除以 x 进行比较，可以发现社会最优水平取决于患者的平均质量边际价格 $\left(\int_0^x P_q \mathrm{d}v \right)/x$，而垄断医疗机构的决策则取决于边际患者的质量边际价格 P_q，只有当边际患者恰好为平均患者时，非价格歧视的垄断市场所提供的医疗服务质量水平才能达到社会最优①。市场定价情形下竞争对医疗产出的影响可由命题 1 来总结。

命题 1：在医疗服务的价格由市场制定的情形下，垄断市场中的医疗服务均衡价格将高于完全竞争时的服务价格，并且当垄断医疗机构不能进行完全价格歧视时，医疗产品质量的均衡水平一般不能达到社会最优水平。

（2）政府定价

当价格由政府制定时，可由如下的简化模型来分析竞争的影响。假设每个医疗机构 i 的需求由市场总需求 D 和其市场份额 s_i 所决定：

$$x_i = s_i(q_i, q_{-i}) D(\bar{p}, q_i, q_{-i}) \qquad (3-7)$$

其中，q_i 是医疗机构 i 的质量，q_{-i} 是其他所有医疗机构质量的向量，$\bar{p}$ 是政府规定价格。假设医疗机构 i 的市场份额 s_i 随其质量水平而递增，随着竞争医疗机构数的增加而减少，并且 s_i 对质量水平的弹性随竞争医疗机构数的增加而增加，即竞争加剧时，需求的质量弹性增大。

假设每个医疗机构使用相同的生产技术，面临相同的投入品价格，则他们的成本函数为：

$$c_i = c(x_i, q_i) + F \qquad (3-8)$$

其中，$c(\cdot)$ 是变动成本，F 为固定成本。

---

① 当垄断厂商能进行完全价格歧视时，垄断市场也可达到社会最优，但此时消费者剩余被垄断厂商完全蚕食。

当该市场允许自由进出时，每个医疗机构在均衡状态下获得零利润。医疗机构间的竞争格局的纳什均衡可由下列两式刻画出来：

$$\frac{\partial \pi_i}{\partial q_i} = \left[\bar{p} - \frac{\partial c_i}{\partial x_i} \right] \left\{ \frac{\partial s_i}{\partial q_i} D(\cdot) + s_i \frac{\partial D(\cdot)}{\partial q_i} \right\} - \frac{\partial c_i}{\partial q_i} = 0 \qquad (3-9)$$

$$\pi_i = \bar{p} \cdot x_i - c_i = 0 \qquad (3-10)$$

当市场中仅有唯一的垄断医疗机构时，$s_i \equiv 1$，则 $\frac{\partial s_i}{\partial q_i} = 0$；而在竞争市场中，根据假设，$\frac{\partial s_i}{\partial q_i} > 0$。比较两种情形，在竞争市场中式（3-9）中大括号内表达式的值高于垄断情形下的值，故竞争市场中的均衡质量水平高于垄断水平。进一步地，由于 s_i 对质量水平的弹性随竞争医疗机构数的增加而增加，那么均衡的质量水平将随着竞争的提高，即医疗机构数的增加而提高。政府定价情形下竞争对医疗产出的影响可由命题2来总结。

命题2：在医疗服务的价格由政府制定的情形下，垄断市场中的医疗服务均衡质量将低于完全竞争时的服务质量，并且，医疗服务的质量水平随着市场中医疗机构数量的增加而提高。

归纳而言，基于经济学的理论分析抽取了现实竞争情形中的重要特征，分市场定价和政府定价两种不同情形进行分析，其结果尽管提供了有力的启示，即竞争在一定条件下可能会促进医疗市场产出的提高，但存在假设过于简单、结论不确定等一些局限因素。现实中，竞争是否能促进医疗服务市场产出费用的下降和质量的提高，在理论分析的基础上，还需要通过实证分析来回答。

3.3.2 实证模型的设定和估计方法

本章以产业组织理论所提供的理论基础和研究路径，即市场结构－市场行为－市场绩效（Structure－Conduct－Performance，SCP）分析框架来构建本章的计量模型（Carlton 和 Perloff，2005）。SCP 分析框架是产业组织理论中哈佛学派提出的以实证研究为主要手段，把产业分解为特定的市场，按结构、行为和绩效三个方面来进行分析，其基本分析程序是按市场机构→市场行为→市场绩效→公共政策展开。它们之间存在因果关系，即市场结构决定企业行为，从而决定经济绩效（芮明杰，2005）。

SCP 分析框架被广泛地应用于不同的产业的具体分析和实证研究当中，在国际文献研究竞争对医疗服务产出影响中也多有应用，但通常忽略"市场行为"而直接关心"市场机构→市场绩效"的约简影响（Gaynor 和 Town，2011）。如 Kessler 和 McClellan（2000）以及 Kessler 和 Geppert（2005）运用这一方法，研究了美国 1985~1994 年竞争对参加美国老人医疗保险（Medicare）的心脏病患者的死亡率影响。Lynk（1995）以及 Dranove 和 Ludwick（1999）运用这一方法，研究了美国医疗服务市场中，市场结构导致的竞争不同对营利性和非营利性医院所提供的医疗服务价格的影响。Pauly 和 Satterthwaite（1981）、Robinson 和 Luft（1985）、Noether（1988）也分别利用这一方法来分析竞争对门诊、住院费用等的影响。总的来说，这一方法的优点在于以产业组织理论所提供的理论基础和研究路径来分析市场中的医疗机构在提供服务时竞争行为对产出产生的影响。

因此，本章参考相关文献（Dranove 和 Ludwick，1999；Kessler 和 McClellan，2000；Lynk，1995；Noether，1988；Zwanziger 和 Melnick，1988），构建以下模型来验证竞争对医疗服务市场产出变量的影响：

$$y_{ictj} = X_{ict}^{'} \beta_1 + COMPETITION_{ct} \beta_0 + a_c + \varepsilon_{ict} \qquad (3-11)$$

其中，i 指代个人，c 指代地区，t 指代时间，$j \in J$ 为一个域（Domain），指代相关产出变量的域。$COMPETITION_{ct}$ 为地区 i 在时间 t 医疗服务市场竞争程度的代理变量，它的系数 β_0 是我们最为关心的竞争的平均影响。此外，在模型中我们还引入了其他可能对相关产出变量产生影响的因素，以 X_{ict} 来指代，它代了一系列可能影响产出变量的控制变量，对这些变量的控制在于使我们估计得到的 β_0 是排除了这些变量影响而得到的竞争对产出变量的无偏估计。

下面本章将分别采用宏观省级数据和微观个人数据来分析医疗服务市场中竞争的影响。

3.4 基于宏观数据的实证分析

3.4.1 数据来源

本部分采用 2002～2009 年中国各省、市、自治区的统计数据，其来源有两个部分：关于医疗费用和医疗机构的相关数据来自《中国卫生统计年鉴》，城镇人口数量、农村人口数量，以及人均 GDP 等来自《中国统计年鉴》。所有的宏观数据都进行人均化，涉及费用的都通过 CPI 调整到 2002 年水平（2002 年 = 100）。本部分使用的样本包含了 31 个省、区、市分 8 年的 248 个观测样本。

3.4.2 定义变量

本部分的被解释变量分为质量和费用两类。质量指标具体包括门诊急诊病死率（EM）、观察室病死率（OM）、病理检查诊断不符合率（NC）、门诊药费占总费用比例（ODP）、危重病人抢救失败率（NS）和住院药费占总费用比例（IDP）；费用指标具体包括门诊次均费用（OE）、住院次均费用（IE）[①]。这 8 个指标同时也可以根据门诊和住院进行分类，门诊指标包括门诊急诊病死率、观察室病死率、病理检查诊断符合率、门诊药费占总费用比例和门诊次均费用，余下的为住院指标。本章的基本假设是竞争有助于促进医疗服务质量的提高和价格的下降，因此我们认为产出变量的数值越低越好。

关键的解释变量 $COMPETITION_{ct}$ 采用了市场进出（market entry and exit）、市场势力（market power）与市场格局（market pattern）3 类市

---

① 门诊次均费用和住院次均费用包括医疗费、药费和检查费。本书的基本假设是竞争有助于提高医疗服务产出的质量、降低医疗服务产出的价格，为了方便阐释结果，所以将病理检查诊断符合率和危重病人抢救成功率做简单转换，这样所有的产出变量越低，本书就认为越好。

场结构指标来分别从 3 个不同的角度刻画医疗服务市场的竞争程度。具体回归中：

（1）在以市场进出进行竞争衡量时，考虑到新增医疗机构可能降低单个医院的市场势力，从而增加市场中的竞争，因此在基本模型中进一步控制前一年总的二、三级医院数（LHN）[①]的基础上，考察竞争指代变量——当年该省区市新增二、三级医院数（NHN）对产出的影响。这里只考察新增的二、三级医院影响的原因在于本章认为医疗市场的产出情况，特别是价格，可能更多的由大型医院决定，一级医疗机构的进入可能并不能有效影响更高级医院的市场行为，达到促进产出的作用，故未包含。

（2）在以市场力量进行竞争衡量时，考虑到具体地区在门诊或住院需求量不变的情况下，二、三级医院数量越多，则单个医院的市场份额更小，这样市场集中度更低，单个医院的议价能力越弱，竞争就更激烈，从而影响医院行为。因此，这部分回归中分别进一步控制该省区市当年的人均门诊次数（OV）和人均住院次数（IT），考察竞争衡量变量——当年总的二、三级医院数量（HN）对产出的影响。

（3）在以市场格局进行竞争衡量时，考虑国内绝大部分医疗机构仍然由政府运营[②]，如果将公立医疗机构视为一个整体，那么非公立医疗机构的进入就将一定程度上打破垄断，从而改变市场格局，促进竞争。因此，这部分回归中在控制该省区市当年的人均床位数（BN）的基础上，分别考察竞争变量——非政府办医疗机构的门诊和住院市场份额（OS 和 IS）对产出的影响。

另外，本章还将影响医疗服务市场产出的其他重要变量如人均 GDP 对数值、人口抚养比（dep）、城镇人口比（urb）和死亡率（mor）等作为控制变量。当然，为了捕获产出变量随时间的变化，模型中还引入了一系列的时间虚拟变量。进一步的，在具体回归时，考虑竞争的非线

[①] 门诊药费占总费用比例 = 门诊药费/门诊医药费，住院药费占总费用比例计算同理。

[②] 截至 2009 年，全国 81.6% 的医疗机构床位仍然是政府办，数据由《2010 中国卫生统计年鉴》整理得到。

性影响，产出和竞争变量都进行对数转换。宏观数据实证分析部分所有
变量定义及数据描述见表 3 - 1。

表 3 - 1　宏观数据样本数据描述

变　量	定　义	观测数	均值	标准差	最小值	最大值
	被解释变量					
EM	门诊急诊病死率（%）	248	13.883	10.123	4.000	106.000
OM	观察室病死率（%）	217	23.041	45.088	1.000	523.000
NC	病理检查诊断不符合率（%）	93	9.968	8.733	1.520	82.360
ODP	门诊药费占总费用比例（%）	248	64.842	29.186	14.810	210.020
OE	门诊次均医疗费（元）	248	128.544	44.647	30.410	322.050
NS	危重病人抢救失败率（%）	248	12.706	7.449	2.650	58.880
IDP	住院药费占总费用比例（%）	248	44.027	4.142	28.622	54.072
IE	住院次均医疗费（元）	248	5061	2321	2250	15029
	竞争变量					
NHN	当年千人新增二、三级医院数量（个）	217	0.000	0.001	-0.003	0.003
HN	当年千人拥有二、三级医院数量（个）	248	0.006	0.002	0.003	0.016
OS	非政府办医疗机构门诊诊次占比（%）	248	21.061	10.243	0.000	59.877
IS	非政府办医疗机构入院人次占比（%）	248	15.972	8.495	0.000	52.495
	控制变量					
LHN	上一年千人拥有二、三级医院数量（个）	217	0.006	0.002	0.003	0.016
OV	人均门诊次数（次）	248	1.282	0.861	0.385	5.024
IT	人均住院次数（次）	248	0.046	0.017	0.017	0.108
BN	千人拥有床位数（张）	248	2.807	1.083	1.095	6.800
GDP	人均 GDP（元）	248	20022	14233	3899	78989
dep	人口抚养比（%）	248	38.672	6.839	24.724	57.579
urb	城镇人口比（%）	248	42.086	16.591	9.293	89.090
mor	死亡率（‰）	248	5.983	0.632	4.490	7.300

3.4.3 回归结果

毫无疑问，地区间必定存在共同影响医疗产出和医疗市场竞争程度的不可观测因素。为尽量减少这些不可观测的因素给估计带来的潜在影响，本部分采用固定效应（fixed effects）模型进行估计。考虑到地区间的残差在时间上可能存在相关，本章在省区市层面进行了聚类（cluster）调整。

我们认为三类市场结构衡量指标从不同角度刻画了医疗市场中的竞争激烈程度。由于医疗产出指标的数值越高代表医疗产出的质量越差或费用越高，而三类竞争衡量指标的数值越高代表医疗市场竞争越激烈，因此如果预期竞争能促进医疗机构提供更好的产出，那么估计的竞争指标的系数应该显著为负。表 3 - 2 报告了回归结果。

表 3 - 2 基于宏观数据市场竞争影响医疗产出的回归结果

对市场进出的估计							
EM	OM	NC	OE	ODP	NS	IE	IDP
（1）	（2）	（3）	（4）	（5）	（6）	（7）	（8）

	EM	OM	NC	OE	ODP	NS	IE	IDP
NHN	- 0. 034	- 0. 056	- 0. 119 *	0. 001	- 0. 005	0. 040	- 0. 005	- 0. 001
	(0. 038)	(0. 062)	(0. 064)	(0. 007)	(0. 003)	(0. 032)	(0. 006)	(0. 003)
LHN	- 0. 610	- 1. 430 **	- 2. 757	0. 147	- 0. 096 **	0. 419	0. 054	- 0. 013
	(0. 362)	(0. 616)	(1. 866)	(0. 093)	(0. 047)	(0. 344)	(0. 096)	(0. 048)
样本数	118	112	54	118	118	118	118	118
R^2	0. 276	0. 337	0. 559	0. 651	0. 733	0. 309	0. 720	0. 351

对市场势力的估计							
EM	OM	NC	OE	ODP	NS	IE	IDP
（9）	（10）	（11）	（12）	（13）	（14）	（15）	（16）

	EM	OM	NC	OE	ODP	NS	IE	IDP
HN	0. 192	- 1. 227 **	0. 593	0. 060	- 0. 124 **	0. 181	- 0. 049	- 0. 055
	(0. 184)	(0. 548)	(1. 203)	(0. 058)	(0. 046)	(0. 314)	(0. 074)	(0. 051)
OV	- 0. 020	- 0. 832	- 0. 874	- 0. 307***	0. 117			
	(0. 444)	(0. 725)	(1. 648)	(0. 098)	(0. 072)			
IT						- 0. 842	- 0. 219 ***	- 0. 152
						(0. 548)	(0. 074)	(0. 106)

续表

对市场势力的估计							
样本数	248	217	93	248	248	248	248	248
R^2	0.173	0.262	0.216	0.797	0.758	0.204	0.808	0.265

对市场格局的估计							
	EM	OM	NC	OE	ODP	NS	IE	IDP
	(17)	(18)	(19)	(20)	(21)	(22)	(23)	(24)
OS	− 0.221	0.350	− 1.906 *	0.068	− 0.012			
	(0.147)	(0.267)	(0.943)	(0.043)	(0.026)			
IS						0.139	0.020	− 0.042
						(0.156)	(0.034)	(0.025)
BN	0.259	− 1.140 *	− 1.268	0.073	− 0.186 *	− 0.946 **	− 0.131	− 0.169 **
	(0.506)	(0.653)	(1.690)	(0.112)	(0.098)	(0.447)	(0.133)	(0.068)
样本数	242	211	92	242	242	242	242	242
R^2	0.205	0.228	0.363	0.792	0.761	0.212	0.799	0.273

注：括号内报告的是在省区市层面聚类调整的标准差；* 、** 、*** 分别表示在10%、5%、1%水平显著。其他控制变量包括人均GDP、人口抚养比、城镇人口比和死亡率，以及一系列的时间虚拟变量。表中报告的所有变量，以及控制变量GDP都做对数转换。

从表3-2看，当充分考虑控制变量后，三类市场竞争指代变量（NHN、HN、OS、IS）的估计系数在某些产出指标上显著为负，其他大部分产出指标的估计系数不显著区别于0，这表明竞争在一定程度上促进了医疗市场产出的优化。具体来讲，从市场进出的估计结果看，在控制前一年二、三级医院数量（LHN）的基础上，新增的二级和三级医院（NHN）只在10%水平上显著降低了门诊病理检查诊断不符合率（NC），新增医院每增加10%意味着门诊病理检查诊断不符合率下降1.19%，但新增医院对其他产出变量都没有产生显著影响。从市场势力的估计结果看，在分别控制当年人均门诊和住院次数（OV和IT）的基础上，二、三级医院数量（HN）的提高（医院市场势力的下降）在5%水平上显著降低了观察室病死率（OM）和门诊药占比（ODP），二、三级医院每增加10%意味着门诊观察室病死率和药占比分别下降12.27%和1.247%，但对其他产出变量没有产生显著影响。从市场格局的估计结果看,在控制千人床位数(BN)的基础上,非政府办医疗机构的门诊份额在10%水平上降低了门诊病理检查诊断不符合率,非政府办门诊份额每增加10%意味着门诊病理检查诊断不符合率下降19.06%。

总的来讲,基于宏观数据的实证分析支持了竞争促进门诊质量提高的假设,但对于住院质量以及所有的费用指标,并未发现竞争产生显著影响。本章在第六部分还会进一步就宏观数据分析的结果展开讨论,下面是基于微观数据的实证分析。

3.5 基于微观数据的实证分析

3.5.1 数据来源

本部分采用个人层面的2007～2010年追踪调查数据,数据来源于城镇居民基本医疗保险入户调查(Urban Resident Basic Medical Insurance Survey,URBMIS)。该调查是受国务院城居保试点评估专家组委托,以北京大学光华管理学院为首的课题组在首批79个城居保试点城市中开展的国务院城居保试点评估入户调查。该调查的主要目的是对城居保制度运行状况、居民健康和医疗保障情况进行评估。调查收集了被访者个人基本情况、健康及行为状况、医疗保险状态和医疗服务利用,以及家庭经济情况等方面翔实的信息。

URBMIS采用聚类分析(Cluster Analysis)的办法从79个城镇居民基本医疗保险试点城市选取了内蒙古自治区包头市、吉林省吉林市、浙江省绍兴市、福建省厦门市、山东省淄博市、湖南省常德市、四川省成都市、青海省西宁市和新疆维吾尔自治区乌鲁木齐市等9个城市作为调查点,通过多阶段、概率与规模成比例抽象(Probability Proportionate to Size Sampling,PPS)方法①确定了大约11800户家庭,

---

① 采用PPS方法时,街道较多的城市以街道(乡镇)的总户数为规模度量,街道少的城市直接以居委会(社区)为规模度量。

涉及约 32000 个调查对象。调查从 2007 年开始，每年进行一次，现已获得 2007～2010 年 4 个年份的数据。

基线实地调查在 2007 年 11 月底展开，共调查了 42 个区（县），102 个街道，106 个居委会，成功入户 11674 户、32989 人。2008～2010 年在基线调查基础上进行追踪调查，考虑住户迁徙、无人在家、拒访等失访情况，每年在 9 个城市遵从基线调查的随机群体样本抽样程序进行适当的补充抽样。2008 年 11 月展开第 1 轮跟踪调查，合计有效访问 11099 户、32202 人、个人随访率为 79.25%；2009 年 11 月展开第 2 轮跟踪调查，有效访问 11260 户、31646 人、个人随访率为 78.45%；第 3 轮跟踪调查于 2010 年 11 月展开，有效访问 11105 户、30496 人、个人随访率为 87.04%。

URBMIS 四年的原始数据共有 127333 个样本。本章选择的是调查样本中过去两周内有过门诊服务利用和过去 1 年内有过住院服务利用的样本进行研究。去除了关键解释变量全部存在缺失的样本后，本研究使用的门诊数据和住院数据有效样本分别共计 7824 个和 8078 个，包含了 6422 个和 6197 个个人。

3.5.2 定义变量

与宏观数据实证分析相同，本部分的被解释变量也分为质量和费用两类产出指标。质量指标具体包括门诊等待时间（outW）、门诊药占比（outDP）、住院等待时间（inW）和住院药占比（inDP）；费用指标具体包括门诊总费用（outE）、住院总费用（inE），以及患者是否认为该次门诊或住院费用太昂贵（outTE、inTE）。

关键解释变量 $COMPETITION_{ct}$ 采用了分城市分年的赫芬达尔—赫希曼指数（Herfindahl - Hirschmann Index，HHI）和非公立医疗机构门诊或住院的市场份额来分别从市场势力和市场格局两个方面刻画该城市当年的医疗服务市场竞争程度。

HHI 是一种测量产业集中度的综合指数，是产业组织理论中经常用来刻画某种产业市场中厂商规模的离散度，也是文献中（Capps 等，

2010；Dranove 和 Ludwick，1999；Kessler 和 Geppert，2005；Kessler 和 McClellan，2000；Lynk，1995；Noether，1988；Pauly 和 Satterth-waite，1981；Robinson 等，1987；Robinson 和 Luft，1985；Zwanziger 和 Melnick，1988）研究竞争对医疗市场产出影响的最常用竞争衡量指标。在本章中 HHI 的具体计算公式为：

$$HHI_{ct} = \sum_{h=0}^{N} (X_{hct}/X_{ct})^2 = \sum_{h=1}^{N} S_{hct}^2 \qquad (3-16)$$

其中，h 指代医院，c 指代地区，t 指代时间，N 指代医院个数。X_{hct} 指位于地区 c 的医院 h 在 t 年所提供的医疗服务量，X_{ct} 指地区 c 时间 t 年时的医疗市场总规模，S_{hct} 指医院 h 在地区 c 时间 t 年时的市场占有率。HHI_{ct} 就是本章用到的衡量每个地区在 t 年医疗市场竞争程度的赫芬达尔指数。HHI 数值越小，表示市场集中程度越小，竞争越激烈。

当然，这个部分也用到了与宏观数据实证分析部分类似的非公立医疗机构门诊和入院人次占总比例来刻画医疗市场格局。

本部分还对影响医疗产出的其他重要变量进行控制，包括患者的年龄、性别、民族、家庭人均收入、参加的医疗保险、就医时的医院是否为公立、是否为专科医院、是否为二级医院或三级医院进行控制，以及一系列的时间和地区虚拟变量。考虑到患者的病情和就医选择可能受到疾病种类的影响，在本部分的稳健型检验中还在基本模型的基础上加入了一系列的个人就医时所患疾病的国际疾病分类（International Classification of Diseases – 10，ICD10）虚拟变量。

本部分使用到的被解释变量，以及患者的年龄、性别、民族、家庭人均收入、参加的医疗保险的种类、医院是否为公立和是否为专科医院是直接从城镇居民基本医疗保险入户调查（UIBMIS）数据中直接得到的。患者就医的医院级别等信息通过被访者报告的医院的名称，通过查询相关公开的医院信息和咨询各地方医保管理机构获得，ICD10 信息则通过被访者报告的疾病名称，通过北京大学医学部相关研究人员比对《疾病和有关健康问题的国际统计分类》

（第 10 次修订本）获得。关键的竞争衡量指标——门诊和住院的 HHI 和非公立医疗机构占比则通过本章整理得到的个人就医数据分别计算得到。微观数据实证分析部分的所有变量的定义及数据描述见表 3 - 3 和表 3 - 4。

表 3 - 3　微观数据门诊样本数据描述

变 量	定 义	观测数	均值	标准差	最小值	最大值
被解释变量						
outW	门诊等待时间（分钟）	7127	16.147	48.426	0	1440
outDP	门诊药费占总费用比例（%）	5121	0.840	0.257	0	1
outE	门诊总费用（元）	7313	722.372	2034.506	6.515	20000
outTE	认为该次门诊费用太贵（是 =1）	7357	0.259	0.438	0	1
竞争变量						
outHHI	基于门诊市场份额计算的分城市分年的 HHI	7824	883	388	371	2400
outNPS	分城市分年非公立医疗机构门诊市场份额（%）	7824	0.156	0.087	0.048	0.376
控制变量						
age	年龄（岁）	7824	52.360	21.035	0	105
female	女性（是 =1）	7824	0.579	0.494	0	1
nohan	少数民族（是 =1）	7824	0.076	0.265	0	1
income	家庭人均收入（元）	7824	2744	2692	0	80000
uebmi	城镇职工基本医疗保险（参加 =1）	7824	0.518	0.500	0	1
ncms	城镇居民基本医疗保险（参加 =1）	7824	0.039	0.194	0	1
fmi	公费医疗保险（参加 =1）	7824	0.035	0.183	0	1
urbmi	新型农村合作医疗（参加 =1）	7824	0.260	0.439	0	1
outpublic	公立医疗机构就医（是 =1）	7824	0.858	0.498	0	1
outspe	专科医院就医（是 =1）	7824	0.050	0.177	0	1
outrank2	二级医院就医（是 =1）	7824	0.326	0.218	0	1
outrank3	三级医院就医（是 =1）	7824	0.647	0.299	0	1

表 3－4 微观数据住院样本数据描述

	定 义	观测数	均值	标准差	最小值	最大值
被解释变量						
inW	住院等待时间（分钟）	8041	0.808	4.242	0	100
inDP	住院药费占总费用比例（%）	4106	0.833	0.276	0	1
inE	住院总费用（元）	6581	8232	12666	228	102564
inTE	认为该次住院费用太贵	7645	0.326	0.469	0	1
竞争变量						
inHHI	基于住院市场份额计算的分城市分年的 HHI	8078	926	559	430	5000
inNPS	分城市分年非公立医疗机构住院市场份额（%）	8078	0.110	0.054	0.008	0.500
控制变量						
age	年龄（岁）	8078	55.603	20.486	0	102
female	女性（是＝1）	8078	0.528	0.499	0	1
nohan	少数民族（是＝1）	8078	0.068	0.253	0	1
income	家庭人均收入（元）	8078	2974	3259	0	150070
uebmi	城镇职工基本医疗保险（参加＝1）	8078	0.591	0.492	0	1
ncms	城镇居民基本医疗保险（参加＝1）	8078	0.037	0.190	0	1
fmi	公费医疗保险（参加＝1）	8078	0.045	0.207	0	1
urbmi	新型农村合作医疗（参加＝1）	8078	0.219	0.414	0	1
inpublic	公立医疗机构就医（是＝1）	8078	0.908	0.386	0	1
inspe	专科医院就医（是＝1）	8078	0.060	0.237	0	1
inrank2	二级医院就医（是＝1）	8078	0.352	0.203	0	1
inrank3	三级医院就医（是＝1）	8078	0.605	0.262	0	1

3.5.3 回归结果

由于本部分使用的产出指标的数值越低代表医疗质量越高或费用越低，而 HHI 值越小和非公立医疗机构占市场总份额比例越高代表竞争越激烈，因此如果预期竞争能促进更好的产出，那么估计的 HHI 和非公立医疗机构市场份额变量的系数应该分别显著为正和显著为负。表 3－5 报告了回归结果。

表 3 – 5　基于微观数据市场竞争影响医疗产出的回归结果

对市场势力的估计

	outW	outDP	outE	outTE	inW	inDP	inE	inTE
	(1)	(2)	(3)	(4)	(5)	(6)	(7)	(8)
outHHI	0.458 ***	– 0.048	0.376 ***	0.059 **				
	(0.079)	(0.033)	(0.078)	(0.026)				
inHHI					0.047	0.030	– 0.049	0.025
					(0.035)	(0.040)	(0.059)	(0.025)
样本数	7127	4972	7313	7357	8041	4026	6581	7645
R^2	0.323	0.071	0.148	0.071	0.024	0.107	0.148	0.048

对市场格局的估计

	outW	outDP	outE	outTE	inW	inDP	inE	inTE
	(9)	(10)	(11)	(12)	(13)	(14)	(15)	(16)
outNPS	– 0.240 ***	0.005	– 0.006	– 0.051***				
	(0.060)	(0.023)	(0.051)	(0.017)				
inNPS					– 0.034 *	– 0.011	– 0.034	0.014
					(0.020)	(0.027)	(0.035)	(0.014)
样本数	7127	4972	7313	7357	8041	4026	6581	7645
R^2	0.323	0.071	0.145	0.072	0.024	0.107	0.147	0.048

注：括号内报告的是在个人层面聚类调整的标准差；*、**、*** 分别表示在 10%、5%、1% 水平显著。其他控制变量包括年龄、性别、民族、家庭人均收入、参加的医疗保险种类、就医时的医院是否为公立、是否为专科、是否为二级或三级医院，以及一系列的时间和地区虚拟变量。表中报告的变量，除变量 outTE 和 inTE，都做对数转换。

　　从表 3 –5 看，当充分对相关其他影响医疗产出因素进行控制后，竞争指标显著促进了一些医疗质量的提高和费用的下降。具体来讲，以 HHI 来衡量市场势力的估计结果看，门诊市场集中度（outHHI）越高，门诊等待时间（outW）越长，门诊花费（outE）越高，患者认为门诊费用过高的可能性（outTE）越高，门诊市场集中度降低 10% 意味着门诊等待时间、费用和患者认为费用过高的可能性分别下降 4.58%、3.76% 和 2.32%①，但住院

① 由于 outHHI 对 outTE 的回归是半对数（linear – log）回归，而 outTE 单位为 1，因此 outHHI 降低 10% 对 outTE 产生的平均影响（单位为%）等于 outHHI 的系数乘以 10%，再除以 outTE 的均值。

市场集中度并没有显著影响住院产出。以非公立医疗机构的门诊和住院市场份额来衡量市场格局的估计结果看，非公立医疗机构的门诊占比（outNPS）越高，门诊等待时间和患者认为门诊费用过高的可能性越低，而非公立医疗机构住院占比（inNPS）越高，住院等待时间（inW）越少，意味着非公立医疗机构门诊占比每增加 10%，门诊等待时间和认为门诊费用过高的可能性分别下降 2.4% 和 1.97%[①]，非公立医疗机构的住院占比每增加 10%，住院等待时间下降 0.34%。

表 3-6　基于微观数据的稳健型检验

对市场势力的估计							
	outW	outDP	outE	outTE	inW	inDP	inE	inTE
	（1）	（2）	（3）	（4）	（5）	（6）	（7）	（8）
outHHI	0.471 ***	-0.046	0.375 ***	0.060 **				
	(0.079)	(0.033)	(0.077)	(0.026)				
inHHI					0.048	0.024	-0.054	0.024
					(0.035)	(0.041)	(0.059)	(0.025)
样本数	7056	4935	7247	7285	7883	3967	6468	7497
R^2	0.331	0.082	0.185	0.076	0.037	0.131	0.192	0.052
对市场格局的估计							
	outW	outDP	outE	outTE	inW	inDP	inE	inTE
	（9）	（10）	（11）	（12）	（13）	（14）	（15）	（16）
outNPS	-0.239 ***	0.003	0.002	-0.050 ***				
	(0.060)	(0.023)	(0.051)	(0.017)				
inNPS					-0.034	-0.012	-0.032	0.015
					(0.021)	(0.027)	(0.036)	(0.014)
样本数	7056	4935	7247	7285	7883	3967	6468	7497
R^2	0.330	0.082	0.182	0.077	0.037	0.131	0.192	0.052

注：括号内报告的是在个人层面聚类调整的标准差；*、**、*** 分别表示在 10%、5%、1% 水平显著。其他控制变量包括年龄、性别、民族、家庭人均收入、参加的医疗保险种类、就医时的医院是否为公立、是否为专科、是否为二级或三级医院，以及一系列的时间和地区虚拟变量，另外还包括一系列的门诊和住院 ICD10 指标。表中报告的变量，除变量 outTE 和 inTE，都做对数转换。

---

① 由于 outNPS 对 outTE 的回归是半对数（linear - log）回归，而 outTE 单位为 1，因此 outNPS 降低 10% 对 outTE 产生的平均影响（单位为 %）等于 outNPS 的系数乘以 10%，再除以 outTE 的均值。

进一步的，考虑到由于病种不同，可能造成个人疾患严重程度存在差异，因此可能存在患者在就医时根据病种对医疗机构进行选择的可能。那么，如果竞争较为激烈地区的患者的健康较好，所得疾病不那么严重，或者如果竞争较为激烈的地区病重的患者不倾向于就医，那么在竞争激烈的地区的患者的医疗产出也应该较好，这都可能影响到回归估计，使得本章的估计结果高估了竞争对医疗产出的影响。为了进一步排除患者的病情和就医选择可能受到疾病种类的影响，本章在基本模型的基础上加入了一系列的 ICD10 虚拟变量来控制疾病种类对产出的影响。表 3-6 报告了稳健检验的结果。

将表 3-6 与表 3-5 进行对比可以发现，尽管由于部分患者缺乏 ICD10 的信息致使稳健检验回归中样本量要略小于基本回归中使用的样本量，但在估计结果上除系数大小有细微的变化外，所有的结果保持一致。稳健检验结果表明基于微观数据的实证估计结果非常稳健，排除了由于疾病种类造成的估计系数存在偏误的可能。

总的来讲，基于微观数据的实证分析表明竞争的增加促进了门诊质量的提高和费用的下降，但竞争的增加对住院产出的促进作用较弱。

3.6 相关讨论

3.6.1 宏观数据与微观数据

（1）同时使用的必要性

本章为系统考察竞争对医疗市场产出的影响，同时采用了宏观省级数据和微观个人数据进行实证研究。宏观数据估计得到的结果可以视为竞争对医疗产出在一般均衡（general equilibrium）下的影响，而微观数据得到的结果可以视为竞争对医疗产出的局部均衡（partial equilibrium）影响。对一般均衡下产生的影响和局部均衡下的影响进行研究都非常重要。微观数据指标一般较为详尽、数据样本较大，这可以使得在研究局部均衡下的影响时尽量地对异质性进行控制，在大数定理下得到更加精确的估计，但局部均衡下的研究往往不能解决一些由于某项因素的干预或改变造成的一系列的内生反应，从而产生系统性变化（Acemoglu，2010）。在本章所研究的竞争在医疗市场是否"有效"上表现为，假设B 医院进入之前完全由 A 医院垄断的市场，B 的进入促进了竞争，在这种情况下竞争的增加可能致使 A 医院更好地经营，促进医疗产出，但当 C、D 等更多医院继续进入后，市场可能并不能维持所有医院经营，假设"装备竞赛"成立，这时竞争的增加可能就会起到反作用。Heckman 等（1998）和 Duflo（2004）对一般和局部均衡有类似的讨论。因此，本章考虑到以上原因，同时采用了宏观和微观数据进行分析。

（2）基于宏观数据实证结果与基于微观数据实证结果的对比

总体来看，宏观数据结果与微观数据结果较为统一，均支持竞争对医疗产出产生积极影响。比较而言，微观数据的分析结果更支持该影响。统一的结果除了表明结果的稳健，同时也排除了 Acemoglu（2010）强调的局部均衡结果可能存在的不足，即竞争可能诱发医疗市场结构性内生变化造成局部均衡结论的不准确。

进一步，我们认为造成宏观数据中市场竞争的积极影响弱于微观数据的原因在于宏观数据可能存在的内生性。尽管在宏观数据部分的回归中采用了固定效应的方法排除了可能存在的共同影响产出和竞争、不随时间改变的不可观测因素，但仍然可能存在联立性的内生问题。例如，如果医疗产出不好（"看病难、看病贵"问题严重），当地政府可能一面加大投入、兴建医院，另一面鼓励社会办医，放宽准入，这样反映在数据上是医疗产出的不好促进了更多新增的医院和更多的非政府办医疗机构。解决联立性问题的最好方式是找到好的工具变量（外生冲击）来一致识别竞争的影响。如果该问题确实存在，将使竞争变量的估计系数正向偏误，使得本章低估了竞争的积极影响，也就是说本章宏观数据的估计结果实际上可能是得到了竞争对医疗产出积极影响的下限。另外，由于本章使用的微观数据是基于城镇地区开展的调查，而宏观数据包含了农村地区，因此数据的覆盖广度可能也是造成结果不统一的潜在原因。

3.6.2 门诊和住院结果的比较

本章找到的竞争积极影响的证据集中在门诊上，在住院上的证据很少。我们认为这表明在中国现阶段的医疗市场中，竞争在门诊服务上起到积极作用较大于在住院服务上。本章分析造成这种差异性的原因可能来自两方面。

（1）门诊服务和住院服务本身存在显著差别

病患的轻重缓急决定了患者对门诊和住院服务的不同利用，也决定了竞争积极影响可能在它们之间存在显著差别。一方面表现在竞争发挥作用的必备条件之一是个人选择的"自治性"（autonomy）假设上。大部分门诊患者可以自行地选择医疗机构、就医的服务项目，但住院患者由于病情严重，往往无法自行选择，更可能只是按就近原则，首选具备某项治疗或手术条件的医院等标准来选择医院。这造成了医院和医生在提供住院服务时具备更强的议价能力或市场势力。当然，相对来说，住院服务更是一种差异化产品，住院服务市场更是一个垄断竞争市场（Gravelle，1999）。另一方面表现在竞争很难通过"反复博弈"来发挥作用。每个人门诊的经历可以有很多次，但是住院的经历一般较少。住院患者很难通过"从经验中学习"（Musgrove，1996）来实现更优选择。这就是说，竞争通过促使医疗机构进行声誉建立行为（reputation - building behavior）来改善产出（Hörner，2002），可能会较好地在门诊服务中发挥作用，而在住院服务上作用有限。

（2）现行的医疗保险政策也可能导致竞争在住院服务上的影响异于门诊

本章使用的数据年限，尤其是根据微观数据的覆盖年份来看（2007～2010年），大部分个人可以选择参加某种社会医疗保险，因此大部分住院患者有医保报销。而现行医保制度对住院服务保障力度较大，但大部分并未统筹门诊服务，这可能造成患者在选择门诊医院和住院医院时的行为差异：医保保障可能使住院患者在选择就医时较少考虑费用，因此医疗机构的行为很难得以改变，费用指标上没有显著变化。这个猜想与本章微观数据得到的竞争缩短了住院等待时间，但对住院费用等指标没有影响的结果保持一致。

3.6.3　与相关文献的对比

相关文献大部分集中在对美国和英国的医疗体制的研究上。尽管同为发达国家，但两国的医疗制度存在较大差异，前者是以市场机制为资源配置基础的医疗卫生系统，而后者则是以政府干预为基础的医疗卫生系统。从医疗制度的配置方式上讲，中国介于二者之间。因此，与他们的文献结果进行比较具有一定意义。

从对医疗质量的研究看，尽管大部分文献都显示竞争起到了积极影响（Gaynor 等，2010；Gowrisankaran 和 Town，2003；Kessler 和 Geppert，2005；Kessler 和 McClellan，2000），但个别研究结果也显示，当对更多的质量产出指标进行分析时，影响并不一致（Mutter 等，2008）。相比较来看，本章的结果更加统一：不仅找到了诸多支持竞争促进医疗质量提高的证据，而且采用了近 10 个质量产出指标进行分析，却没有发现竞争产生任何的负面显著影响。从对医疗费用的研究看，本章的发现回应了 Robinson 及其合作者等相关支持竞争将导致医疗市场装备竞赛从而加剧患者费用负担的研究（Luft 等，1986；Noether，1988；Robinson，1988；Robinson 等，1987；Robinson 和 Luft，1985），认为在中国现阶段医疗市场中增加竞争并不会导致包括门诊和住院各种费用指标的增加，这也与美国较为近期的研究（Gaynor 和 Vogt，2003；Town 和 Vistnes，2001）得到的结论相同。

另外需要强调的是，本章从产业组织理论出发，着重研究了一般竞争机制对医疗市场的影响。本章所研究的竞争在内涵上包含两个方面，一方面是类似美国医疗市场中存在的市场竞争，即作为一种普通产业，私营经济体之间的竞争，这个层面上与美国的文献，如 Noether（1988）、Lynk（1995）、Kessler 和 McClellan（2000）、Town 和 Vistnes（2001），以及国内的研究（李林和刘国恩，2008）保持一致。另一方面，本章竞争的内涵还包括类似英国 NHS 中存在的内部竞争，这与

Propper 等（2004）、Propper 等（2008）和 Gaynor 等（2010）保持一致。我们认为，在中国现有医疗卫生体制中，公立医疗机构是最重要的组成部分。竞争机制不应该将它们排斥在外，公立医疗机构的运营也可以通过市场机制来运营。如果公立医疗机构能够很好地引入竞争机制，如通过潍坊模式的"管办分开"改革，公立医疗机构的竞争也能在中国医疗市场中发挥积极作用（潘杰和刘国恩，2010，2011）。

3.6.4 医疗服务市场竞争的衡量

怎样衡量医疗市场竞争度在文献当中有不同的方式，相关文献并没有找到完美的测度指标。本章在宏观数据部分采用了 3 个角度来对医疗市场结构进行刻画，但是不可否认 3 个角度的具体衡量指标相对比较粗糙；尽管在微观数据部分参照相关文献使用了文献中最常用到的 HHI 来衡量竞争，但是本章使用的 HHI 并不是基于总体数据计算得到，而是来自微观样本。在抽样随机的假设下，可以认为计算得到的 HHI 能够代表整个城市医疗市场 HHI，但是我们认为如果采用来自相关部门统计的数据，可能会增加结果的准确性。医疗市场本身竞争度的衡量在文献中一直也存在争议（Dranove，2011），相信将来更详尽的宏观和微观数据的获取会提高该方面研究的准确性。

3.7 本章小结

本章基于产业组织理论，通过医疗市场竞争与产出分析，构建竞争对医疗服务市场产出影响模型，利用我国 2002～2009 年省级层面宏观数据和 2007～2010 年全国代表性微观个人数据，采用 SCP 分析框架，通过计量经济学方法分析竞争对医疗市场中门诊和住院若干质量和费用指标影响，从实证角度回答长期在国内激烈讨论的"市场竞争是否促进中国医疗服务市场更好的医疗服务产出"问题，发现医疗市场竞争在门诊和住院服务质量上，以及门诊费用上都发挥了积极作用。

本章研究结果支持在中国现阶段的医疗服务市场中增加竞争力度,这不仅有助于促进医疗服务质量提高,还有助于缓解长期存在的"看病贵"及"大处方"问题的判断,表明竞争机制在医疗卫生领域仍然"有效",为当前公立医院改革和优化社会办医环境提供一定决策参考支持。当然,本研究结果并不意味着在医疗卫生领域引入竞争就足够。由于医疗服务市场的固有特性(Arrow,1963),本章依然认为竞争只是医疗服务市场生产出品质更好、价格更低产品和服务的必要条件,而非充分条件。其他必要条件还包括政府对一个公正、公平、公开医疗服务市场建立和培育,以及合理监管和支持,不过这些并不是本章讨论的关键。

根据本章研究结果,我们深信,随着公立医疗机构改革的持续推进和社会办医环境进一步优化,竞争机制将在医疗卫生领域中发挥更积极的作用,能够促进整个中国医疗卫生市场发展,进一步缓解和解决中国人民"看病难、看病贵"问题。我们相信,中国政府在"十二五"发展阶段将加强医疗卫生体制的深化改革,这不仅包括增加政府对医疗卫生的投入,优化投入路径,实现从"补供方"直接办医到"补需方"全民医保转型,更重要的是优化全社会办医制度环境,包括公立医疗机构和非公立医疗机构的办医环境,充分通过市场竞争机制来配置相关资源,组织和生产优质医疗卫生服务,从而满足新时期国民不断增长的多元医疗卫生服务需求。

参考文献

[1] 胡苏云:《医疗服务和保险中公共机制和市场机制的作用》,《人口与经济》2000 年第 6 期,第 42~45 页。

[2] 李林、刘国恩:《我国营利性医院发展与医疗费用研究:基于省级数据的实证分析》,《管理世界》2008 年第 10 期,第 53~63 页。

[3] 梁鸿、褚亮:《试论政府在医疗卫生市场中的作用》,《复旦学报》(社会科学版)2005 年第 6 期,第 91~98 页。

[4] 刘国恩：《全民医疗保障与保民生促增长》，《理论前沿》2009 年第 16 期，第 5～23 页。

[5] 刘国恩：《公立医院的改革发展，解放生产力是关键》，《中国卫生产业》2010 年第 7 卷第 7 期，第 22～25 页。

[6] 刘国恩：《鼓励社会力量办医将演绎医改新局》，《中国医药科学》2011 年第 5 期，第 6～8 页。

[7] 刘国恩：《医改也应尊重市场经济的基本规律》，《21 世纪经济报道》2012 年 3 月 5 日。

[8] 潘杰、刘国恩：《卫生体制"管办"如何分开》，《中国社会保障》2010 年第 9 期，第 76～78 页。

[9] 潘杰、刘国恩：《卫生体制"管办分开"与供给——基于潍坊、无锡和苏州市的实证研究》，工作论文，2011。

[10] 芮明杰：《产业经济学》，上海财经大学出版社，2005。

[11] 汪丁丁：《医生、医院与医疗体制改革》，中国经济学教育科研网，2005 年 12 月 16 日。

[12] 王箐、魏建：《我国医院市场的竞争效果——基于省级数据的实证研究》，经济科学出版社，2012，第 115～125 页。

[13] 中国国务院：《医药卫生体制改革近期重点实施方案（2009～2011 年)》，2009。

[14] 周学荣：《我国药品价格虚高及政府管制研究》，中国社会科学出版社，2008，第 21～24 页。

[15] 左学金、胡苏云：《城镇医疗保险制度改革：政府与市场的作用》，中国社会科学出版社，2001，第 102～111 页。

[16] Acemoglu D. , "Theory, General Equilibrium, and Political Economy in Development Economics", *Journal of Economic Perspectives*, 2010 (24): 17 – 32.

[17] Arrow K. J. , "Uncertainty and the Welfare Economics of Medical Care". *The American Economic Review*, 1963 (53): 941 – 973.

[18] Bloom N. , Propper C. , Seiler S. , Reenen J. V. , "The Impact of Competition on Management Quality: Evidence from Public Hospitals." Centre for Economic Performance, LSE, 2010.

[19] Capps C. , "Dranove D. Hospital Consolidation And Negotiated PPO Prices." *Health Affairs*, 2004 (23): 175 – 181.

[20] Capps C, " Dranove D, Lindrooth RC. Hospital closure and economic efficiency. " *Journal of Health Economics*, 2010 (29): 87 – 109.

[21] Carlton D. W. , Perloff J. M. , *Modern Industrial Organizations*, Pearson/Addison Wesley; 2005.

[22] Connor R. A. , Feldman R. D. , Dowd B. E. , "The Effects of Market Concentration and Horizontal Mergers on Hospital Costs and Prices. " *International Journal of the Economics of Business*, 1998 (5): 159 – 180.

[23] Cooper Z, Gibbons S, Jones S, McGuire A, "Does Hospital Competition Save Lives? Evidence From The English NHS Patient Choice Reforms," *The Economic Journal*, 2011 (121): F228 – F260.

[24] Dranove D. Chapter Ten – Health Care Markets, Regulators, and Certifiers. In: Mark V. Pauly TGM, Pedro PB (Ed) (Eds), *Handbook of Health Economics*, Vol. 2, Elsevier, 2011.

[25] Dranove D. , Ludwick R. , "Competition and pricing by nonprofit hospitals: a reassessment of Lynk's analysis. " *Journal of Health Economics*, 1999 (18): 87 – 98.

[26] Dranove D. , Shanley M. , White W. D. , "Price and Concentration in Hospital Markets: The Switch from Patient – Driven to Payer – Driven Competition. " *Journal of Law and Economics*, 1993 (36): 179 – 204.

[27] Duflo E. , "The Medium Run Effects of Educational Expansion: Evidence from a Large School Construction Program in Indonesia," *Journal of Development Economics*, 2004 (74): 163 – 197.

[28] Encinosa W. E. , Bernard D. M. , "Hospital Finances and Patient Safety Outcomes," *Inquiry*, 2005 (42): 60 – 72.

[29] Gaynor M. , "What Do We Know about Competition and Quality in Health Care Markets? " National Bureau of Economic Research Working Paper Series 2006; No. 12301.

[30] Gaynor M. , Moreno – Serra R. , Propper C. , 2010. Death by Market Power. Reform, Competition and Patient Outcomes in the National Health Service. (Ed) (Eds). Department of Economics, University of Bristol, UK; 2010.

[31] M. Gaynor, Town, Chapter Nine – Competition in Health Care Markets. In: Mark V. Pauly TGM, Pedro PB (Ed) (Eds), *Handbook of Health Economics*,

Volume 2. Elsevier; 2011.

[32] M. Gaynor Vogt, 2000. Chapter 27 Antitrust and competition in health care markets. In: Anthony JC, Joseph PN (Ed) (Eds), *Handbook of Health Economics*, Volume 1, Part B. Elsevier; 2000.

[33] M. Gaynor W. B. Vogt, "Competition among Hospitals," *The RAND Journal of Economics*, 2003; 34; 764 – 785.

[34] G. Gowrisankaran Town, Competition, Payers, and Hospital Quality. *Health Services Research*, 2003 (38): 1403 – 1422.

[35] J. L. Grand, C. Propper R. Robinson, *The Economics of Social Problemss*, Mac Millan: London, 1992.

[36] H. Gravelle, "Capitation Contracts: Access and Quality", *Journal of Health Economics*, 1999 (18): 315 – 340.

[37] J. Hörner, "Reputation and Competition", *American Economic Review*, 2002 (92), 644 – 663.

[38] J. J. Heckman, L. Lochner, C. Taber, "Explaining Rising Wage Inequality: Explorations with a Dynamic General Equilibrium Model of Labor Earnings with Heterogeneous Agents," *Review of Economic Dynamics*, 1998 (1): 1 – 58.

[39] D. P. Kessler, J. J. Geppert, "The Effects of Competition on Variation in the Quality and Cost of Medical Care," *Journal of Economics & Management Strategy*, 2005 (14): 575 – 589.

[40] D. P. Kessler, M. B. McClellan, "Is Hospital Competition Socially Wasteful?" *The Quarterly Journal of Economics*, 2000 (115): 577 – 615.

[41] G. G. Liu, Li L, X. Hou, J. Xu, D. Hyslop, "The Role of for – Profit Hospitals in Medical Expenditures: Evidence from aggregate data in China," *China Economic Review*, 2009 (20): 625 – 633.

[42] H. S. Luft, J. C. Robinson, D. W. Garnick, S. C. Maerki, S. J. McPhee, "The Role of Specialized Clinical Services in Competition Among Hospitals," Inquiry: *A Journal of Medical Care Organization*, Provision and Financing 1986; 23; 83 – 94.

[43] W. J. Lynk, "Nonprofit Hospital Mergers and the Exercise of Market Power", *Journal of Law and Economics*, 1995 (38): 437 – 461.

[44] G. A. Melnick, J. Zwanziger, "Hospital Behavior Under Competition and Cost –

Containment Policies," JAMA: *The Journal of the American Medical Association*, 1988 (260): 2669 – 2675.

[45] N. Monica, "Competition among hospitals", *Journal of Health Economics*, 1988 (7): 259 – 284.

[46] P. Musgrove, "Public and Private Roles in Health", *World Bank*, 1996.

[47] R. L. Mutter, H. S. Wong, M. G. Goldfarb, "The Effects of Hospital Competition on Inpatient Quality of Care", *Inquiry*, 2008 (45): 263 – 279.

[48] M. Noether, "Competition among Hospitals", *Journal of Health Economics*, 1988 (7): 259 – 284.

[49] M. V. Pauly, M. A. Satterthwaite, "The Pricing of Primary Care Physicians Services: A Test of the Role of Consumer Information", *The Bell Journal of Economics*, 1981 (12): 488 – 506.

[50] M. E. Porter, *Competitive Strategy: Techniques for Analyzing Industries and Competitors: with a New Introductions*, Free Press; 1980.

[51] M. E. Porter, Teisberg, . *Redefining Health Care: Creating Value-based Competition on Resultss*, Harvard Business School Press, 2006.

[52] C. Propper, S. Burgess, D. Gossage, "Competition and Quality: Evidence from the NHS Internal Market 1991 – 9 * ," *The Economic Journal*, 2008 (118): 138 – 170.

[53] C. Propper, S. Burgess, K. Green, "Does Competition between Hospitals Improve the Quality of Care? Hospital Death Rates and the NHS Internal Market," *Journal of Public Economics*, 2004 (88): 1247 – 1272.

[54] J. C. Robinson, "Market Structure, Employment, and Skill Mix in the Hospital Industry", *Southern Economic Journal*, 1988 (55): 315 – 325.

[55] J. C. Robinson, D. W. Garnick, S. J. McPhee, "Market and Regulatory Influences on the Availability of Coronary Angioplasty and Bypass Surgery in U. S. Hospitals", *New England Journal of Medicine*, 1987 (317): 85 – 90.

[56] J. C. Robinson, H. S. Luft, "The Impact of Hospital Market Structure on Patient Volume, Average Length of Stay, and the Cost of Care", *Journal of Health Economics* 1985 (4): 333 – 356.

[57] N. Sari, "Do competition and Managed Care Improve Quality?", *Health Economics*

2002 (11): 571 - 584.

[58] M. A. Satterthwaite, "Consumer Information, Equilibrium Industry Price, and the Number of Sellers", *The Bell Journal of Economics*, 1979; 10; 483 - 502.

[59] M. A. Satterthwaite, Competition and Equilibrium as a Driving Force in the Health Services Sector. In Inman R (Ed) (Eds), *Managing the Service Economy*, Cambridge University Press: Cambridge, 1985.

[60] A. M. Spence, "Monopoly, Quality, and Regulation", *The Bell Journal of Economics*, 1975 (6): 417 - 429.

[61] A. Tay, "Assessing Competition in Hospital Care Markets: The Importance of Accounting for Quality Differentiation", *The RAND Journal of Economics*, 2003 (34): 786 - 814.

[62] R. Town, G. Vistnes, "Hospital Competition in HMO Networks", *Journal of Health Economics*, 2001 (20): 733 - 753.

[63] World Bank, World Bank Development Report, 1991.

[64] J. Zwanziger, G. A. Melnick, "The Effects of Hospital Competition and the Medicare PPS Program on Hospital Cost Behavior in California", *Journal of Health Economics*, 1988 (7): 301 - 320.

第 4 章

"内增活力" 与医疗供给

——基于公立医院 "管办分开" 改革试点的实证研究

近年来，一号难求、药价虚高、医患纠纷……这些医疗领域真实存在的 "看病难、看病贵" 问题已经成为社会难题。由此，一系列关于医疗卫生体制改革的政策措施陆续出台。本章研究的医疗体制 "管办分开" 政策就是其核心措施之一。

本章从供给的角度，将 "管办分开" 政策放到整个医疗卫生体制改革背景下，对其加以分析、定义，并就潍坊市、无锡市和苏州市的具体实践经验进行模型回归分析。本章分为六部分：第一部分从供给角度分析为什么要 "管办分开"；第二部分对 "管办分开" 概念、理论上不同认识及对供给影响进行讨论；第三部分概括现有改革模式；第四部分是基于山东省潍坊市、江苏省无锡市和苏州市具体实践的宏观数据进行分析；最后两部分是讨论和总结。

4.1 "管办不分" 与市场供给

4.1.1 "看病难、看病贵"

造成目前医疗服务市场 "看病难、看病贵" 问题的原因很多，其中包括不少学者强调的医疗服务 "特殊性"。可如果事物特殊到不包括一般性，岂不更令人匪夷所思（周其仁，2007）？从最基本的 "需求 –

供给"关系这个一般性出发来切入分析,是本研究的视角。

改革开放以来,伴随收入的提高、人口老龄化,以及城市化进程加快等因素,人们对医疗服务的需求急剧扩大,表现为卫生总费用,特别是个人卫生开支的快速增长:1980～2007年,卫生总费用增长77倍,个人卫生开支更是增长167倍。然而同期医疗服务供给资源的增加却相对较少:在卫生机构和设施方面,医院数增加100.48%、门诊部(所)92.32%、总床位数69.43%;在卫生人力资源方面,每万人医生数增加74.55%、医师131.79%、护士231.31%。在医疗服务需求急剧增长的同时,供给增长甚微。一方面,优质医疗服务供不应求,医疗服务价格上涨;另一方面,政府对医疗服务的价格进行管制,引起需求缺口、价格扭曲、以药养医等诸多问题。最终,难免不造成"看病难、看病贵"。总结起来,造成现有困境的原因在于不能提供足够的优质医疗服务来满足人民群众不断增长的需求,其中一个主要因素就是医疗服务供给不足。

要解决供需矛盾就需要增大供给。增大供给的方式包括:提高医疗服务的供给效率,即提高医疗设施运行和人员工作效率;增加医疗服务供给资源的数量,即增加医疗设施和人员的数量。从增大供给的来源看,又可以分为内外两方面:从内部,调动现有公立医疗机构(人员)的积极性,提供更多服务;从外部,一是增大政府投入,二是动员社会资源进入医疗市场,创造更多优质服务。从实际情况看,在政府投入有限的约束下,现有医疗体制调动内部和动员外部积极性的能力低下。我们进行医疗体制改革,其中很重要的一点就是要充分调动内部(公立医院)和外部(社会力量)的积极性,动员更多的资源创造更多优质的卫生服务,"满足人民群众多层次、多样化的医疗卫生需求",从根本上解决"看病难、看病贵"问题。

4.1.2 "管办不分"

按此思路,从供给视角接着分析改革核心对象之一、卫生领域普遍存在着的"管办不分"现状。

计划经济体制时期就已形成中国目前医疗体制的"管办不分"。国家所有权、公共行政权和经营管理权在卫生领域"同体"。所有权派生经营管理权,公共行政权涵盖行业监督管理等职能。医疗领域的"管办不分"就是指公立医院经营管理权和行业监督管理权的"一体"。

一方面,"管办不分"使得出资人"缺位"。公立医院隶属政府各级卫生行政部门,同时其部分职能又隶属其他行政部门,形成独特的"块块为主、条块结合"的医疗服务供给体系。组织部门管干部,人事部门管人,财政部门管钱,卫生部门管事;组织、人事、财政、卫生等部门各司其职。由于各部门关心侧重不同,同时缺乏统一组织、协调和沟通机制,导致医院各个功能"条块分割"。医院的资产管理、发展规划、重大决策等问题又涉及多个部门,责任不清,导致"多龙治水"。在这样的体制下,公立医院无法建立起自我管理、自我激励、自我约束、自我改进的内部运行机制。

另一方面,"管办不分"使卫生行政部门集卫生政策制定、行业监管和医疗机构管理职能于一身,既是行业监管者,又是公立医院"总院长"。卫生行政部门既是裁判又是运动员的体制,极易产生"管制俘获"[①],使得卫生行政部门与所属公立医院形成利益联系体:公立医院依附卫生行政部门,而卫生行政部门又通过各种行政力量,包括限制竞争等手段,使得公立医院在市场中居于优势地位。其结果是卫生行政部门难以公正、公平地履行规划、监管、行业管理等职能,而公立医院则因无实质管理权而导致经营受限。

最后,在这样一种行政干预的市场环境下,公平、公正、公开的医疗服务供给市场难以形成,市场竞争的作用难以发挥,社会资源的动员能力也就很大程度受到约束。

以上原因使得"管办不分"既约束了医院自主运营和工作的效率,无法充分调动现有公立医院的积极性;又使得卫生行政部门无法更好履行其对卫生领域"发展规划、资格准入、规范标准、服务监管"等行

---

① "管制俘获",指监管者被监管对象收买,二者形成合谋。

业管理职能，无法构建一个公平、公正、公开的医疗服务供给市场，从而限制市场竞争作用的发挥和对社会资源的动员。总的来说，内部积极性没有被充分调动，外部资源也没有得到很好动员，从而限制医疗服务供给的增加。因此，需要就"管办不分"进行改革，厘清行政部门的行业监管行政权与公立医院所有权、经营管理权的关系。

4.2 "管办分开"的概念

4.2.1 "管办分开"概念

无论是《党的十七大报告》，还是《关于深化医药卫生体制改革的意见》，抑或其他相关卫生政策等都多次提出要进行医疗体制"管办分开"改革，但都没有就其进行明确定义。由此，在学术和地方政府医疗体制改革中，关于"管办分开（离）"就产生了不同的理解和实践。

江芹（2007）认为，"管办分开"指将政府内部决策和监督职能与执行职能适度分开，分别由专门监管机构或专门执行机构独立承担，并强调行政权力分离是有条件的，必须在适当范围内分离。刘继同（2008）认为，"管办分开"指为转变政府职能和实现健康公平目标，行政监管主体与医疗机构经办主体之间关系适度分离措施的总和，强调"适度分离"是关键。"适度"的含义是行政监管主体与医疗机构经办主体之间的关系处于最佳均衡点上，各自职能范围和管理权限划分最为科学合理。南京市"管办分离"课题组（王丽平，2008）认为，"管办分离"指在中国公立医院所有权不变条件下，将原属卫生行政部门的医院经营管理权交由另一个由政府设置，但独立于卫生行政部门之外的、符合法律要求的医院管理法人。这样就可以在政府管理部门和公立医院间拉开距离，将医院管理权移交专门医院管理法人，从而有利于逐步建立权责明晰、监管有力、富有生机的公立医院管理体制，使其能更加积极、主动地适应社会需要，调整服务内容和模式，选择合适的经营管理机制，提高效率，改善服务质量和态度，向群众提供优质、高效、经济、便捷的医疗保健服务。沈晓等（2009）认为"管办分离"指政府"管理职能"与"举办职能"分开，即政府职能只能二者居其一。如果政府拥有"管理职能"，就需要把"举办职能"交给社会或市场；反之，就要把"管理职能"交给独立于政府的机构或组织。

上述 4 种观点在基本认识上相似：认为"管"指行业监督、管理行政职能，而"办"指举办（所有和经营管理）职能，"管办分开"就是两个职能的分开。他们各自观点的差异主要体现在对两种职能分开程度的不同认识。江芹（2007）和刘继同（2008）认为应该"适当（适度）分开"。这种观点主张"适当（适度）分开"才能使二者处于最佳均衡点，提高整体运行效率。南京市"管办分离"课题组（王丽平，2008）认为应该将举办职能独立于卫生行政部门，而沈晓等（2009）更进一步认为，政府的职能只能在二者选一，也就是说其中之一职能必然独立于政府。这种"彻底分开"的观点主张分清公立医疗机构（市场经营主体）与卫生行政部门（行业监管）的关系，以改变卫生行政部门"既当裁判员又当运动员"的双重角色，通过卫生行政部门全行业监督管理，所有（不同级别、不同所有制类型）医疗机构才能在平等的起跑线上参与竞争，从而促进各种医疗机构良性竞争、发展。

理论上的不同理解在地方具体实践当中表现为"管办分开"后，公立医院"办"的主体是否独立于政府部门，如果不独立于政府部门，是否独立于卫生行政部门的争议。分开后，公立医院独立于政府部门，成立事业单位性质的医疗管理机构，如上海、无锡和苏州市的实践；分开后，举办主体仍然是政府部门，但独立于卫生行政部门，如北京市的实践；最后一种情况就是分开后，举办主体仍然是卫生行政部门，如潍坊市的实践。本章的第三部分将更详细地就各种改革实践进行介绍。

我们认为，要准确定义"管办分开"应该以结果为导向展开分析。"管办分开"是作为解决"管办不分"现状造成的一系列弊病提出来的手段，那么根据本章分析，"管办分开"就是要解决"管办不分"造成的出资人缺位、监管和经营"一体"等问题。因此，本章认为医疗体制"管办分开"就是指公立医院经营管理权与卫生行业行政权分开的措施总和。其中，要分清行业行政权和经营管理权，就包括对公立医院所有权的厘清，以及相对应的医院法人化等一系列措施，所以称之为"措施总和"。需要特别指出的是，行政权与经营权的分开是适度还是彻底，改革的尺度之间是否存在递进关系，本章不进行更深入探讨。但无论是在卫生行政部门之内（适度的）还是之外（彻底的）分开，都应该以调动内部和外部积极性、动员社会资源为目标，最终表现为优质医疗服务供给的增加。因此，只要达到此目标，我们就认为基于当地实际情况，这样一种"管办分开"改革对于"管办不分"就是一个"占优策略"。

4.2.2 "管办分开"与市场供给

"管办分开"改革实施可能将对医疗供给市场产生以下两方面影响。

（1）质量。通过强化卫生行政部门行业监督管理的行政职能，使其更好承担"卫生发展规划、资格准入、规范标准、服务监管"等行业管理职能，保证医疗供给市场有序竞争和所提供的医疗服务质量，并且通过构建起一个有序竞争的医疗供给市场，充分发挥竞争机制的作用，提高整个医疗服务供给系统的运行效率、服务水平和质量。

（2）资源数量。一方面在内部，通过对公立医院所有权的厘清，确立独立完善的医院法人治理结构，明确所有者和管理者责权，使得公立医院有充分自主经营权，通过薪酬、人事制度改革，调动公立医院（人员）积极性，推动公立医院增强自身活力，提高效率、服务质量和服务效果，在保证公益性的前提下"做大、做强"，为社会提供更多优质医疗服务。另一方面，从外部通过构建一个公平、公正、公开的医疗卫生市场，打破对非公立医疗机构的"玻璃门""弹簧门"限制，发挥市场激励作用，动员更多社会资源参与医疗服务供给。

基于以上对"管办分开"政策影响的预期分析，我们相信一个有效的"管办分开"政策的实施必将促进医疗市场提供更多的优质医疗服务。

4.3 "管办分开"政策的实践概况

2005 年 7 月,北京市海淀区、上海市、苏州市等地陆续展开了医疗体制"管办分开"改革探索。这些改革被总结为"管办分开(离)"5 种典型模式——北京海淀模式、上海模式、无锡模式、苏州模式和潍坊模式。由于海淀实践仅涉及 1 个区县,在北京市内各个区县物理距离邻近、区县间供给资源替代性很强的情况下,很难就其政策影响进行评估。而上海市虽然是在市级层面推进的改革,但由于很难找到与之经济发展水平等相对应的对照组,因此本章实证也未涉及。最终,本章选择江苏省苏州和无锡市,以及山东省潍坊市作为研究对象。以下是对 3 个城市"管办分开"改革的简要概括。

4.3.1 江苏省苏州市的实践

2004 年 4 月,苏州市政府出台《关于市属医院实行管办分离改革的实施细则》,文件规定市属医院理事会为医院管理中心权力机构,医院根据自身规模,确定理事会成员数目。同年 9 月,苏州市市属 6 所医院启动"管办分开"改革。2005 年 1 月 1 日,苏州市医院理事会正式运行。

苏州市"管办分开"改革方式是通过组建或向社会公开招标选拔非营利性医院管理机构,将公立医院经营管理权交给医院管理法人,实行政府监管下的医院自主管理,其实质是由政府购买公共服务(江苏省卫生厅医政处,2004)。具体而言,改革后市卫生行政部门受政府委托代行公立医院国有资产出资人职能,同医院管理中心签订医院管理权受让合同,国有资产管理部门予以鉴证。合同明确管理中心对医院发展和管理负责。政府有关部门对其严格监管、考核,并委派财务总监对各医院国有资产、管理中心财务实施监督(孙颐,2005)。医院业务领导人员职务由管理中心理事会决定,不再由市有关部门任免。医管中心管理权限包括医院的人事权、收益分配权、限额以下项目建设和设备采购决定权。

4.3.2 江苏省无锡市的实践

2002 年,无锡市作为中国唯一实施公立医院"托管制"的试点城市在其市属医院全面推行改革。但改革初期并未真正打破"管办不分"旧局面。直至 2005 年 9 月 29 日,无锡市医院管理中心正式挂牌,无锡市公立医院才开始实现真正"管办分开"(江芹,2007)。

其改革主要措施是将原由市卫生局直接管理的 9 家公立医院整建制划入医管中心。改革后,市卫生局作为主管全市卫生工作的职能部门行使宏观调控、依法监管、行政管理、准入控制等职能,将直接举办职能由市政府授权给医管中心。在行政建制上,医管中心与卫生局同级,前者为"行政管理类事业单位",后者为政府行政机关(茆同风和潘治宏,2007)。

4.3.3 山东省潍坊市的实践

2005 年 12 月,潍坊市委、市政府出台《关于进一步加快卫生事业发展与改革的意见》,拉开潍坊市"管办分开"帷幕。

其改革具体措施是将"管"、"办"职能在卫生行政部门内部分开,由部门内设机构分别承担"分开"后的"管""办"职能。在"办"方面,市政府明确卫生部门代行出资人的董事会职责,而医院院长则行使总经理权力,同时实行全员聘任制,扩大公立自主医院经营权。在"管"方面,市卫生局成立卫生监督处,对所属公立医院实行"总会计师制"和"建设项目报批制",强化卫生行政部门监督权(符策慧,2008)。

改革后,苏州和无锡市"办"的主体独立于政府部门,而潍坊市仍然从属卫生行政部门。按前文的分析,理论上苏州和无锡市的改革属于"彻底分开",而潍坊市属于"适度分开"。

4.4　对潍坊市、无锡市和苏州市实践的宏观数据分析

4.4.1　研究设计

（1）数据来源

本章分别采用 2003～2008 年山东省和江苏省的市级统计数据对潍坊、无锡和苏州市"管办分开"改革进行分析。所有指标均进行人均化（绝对数/人口数），人均国内生产总值（Gross Domestic Products，以下简写为 GDP）和人均政府卫生支出（Government Health Expenditures，以下简写为 GHE）用居民消费价格指数（Consumer Price Index，CPI）（2005 年 = 100）进行调整。CPI 数据来自 2009 年《中国统计年鉴》，其他数据分别来自 2004～2009 年《山东省统计年鉴》和 2002～2009 年《江苏省统计年鉴》。

（2）模型

本章的基本假设是，"管办分开"政策实施会对整个医疗系统的卫生供给资源产生影响：一方面从内部调动公立医院积极性，另一方面从外部动员社会力量投入更多资源进入医疗领域，从而增加整个医疗系统的卫生服务供给。因此，本章主要检验"管办分开"政策实施对整个医疗系统供给能力的影响。

在具体变量设定上，分别选取每万人拥有床位数、每万人医生数和每万人卫生技术人员数作为被解释变量。关键解释变量为政策实施的虚拟变量。为了控制城市间经济、卫生事业发展水平的差异，在模型中加入人均 GDP、人均 GHE。考虑到通货膨胀，使用 CPI 对各年人均 GDP 和 GHE 进行调整。

考虑 3 个城市"管办分开"改革并不是随机选择，因此处理组（3 个城市）和对照组（其省内的其他城市）间可能存在系统差异。为与实验设计（experimental design）区别，我们一般称这种发生在真实世界但并不一定满足事前随机分组的干预（改革）为"自然实验"（nature experiment）。针对自然实验，为控制对照组与处理组间的非随机差异，

文献中常运用倍差法（Differences – in – Differences，DID）进行分析。标准的 DID 模型设定为：

$$Y = \alpha_0 + \alpha d2 + \delta dT + \theta dT \cdot d2 + X\beta + v_{it} \tag{4-1}$$

其中，Y 为被解释变量，dT 指代是否为处理组的虚拟变量，$d2$ 为第 2 个（政策改变后）时期的虚拟变量，X 为其他控制变量，α_0 为常数项，v_{it} 为误差项。dT 的系数 δ 衡量了处理组和对照组之间可能存在的组间差异，而交叉项（$dT \cdot d2$）的系数 θ 度量了关心的政策效应。

本研究也运用此方法展开分析，但考虑"管办分开"政策实施产生的效果可能随政策实施时间的深入而产生变化，因此根据标准 DID 模型（式 4 -1），我们建立分年的政策效应模型为：

$$Y_{it} = \alpha_0 + \alpha \sum_t dTime_t + \lambda dTreat_i + \theta \sum_t (d_{it} \cdot dTime_t) + X\beta + a_i + u_{it} \tag{4-2}$$

其中，i 为城市下标，t 为时间下标，Y 指代 3 个供给变量。d 为政策实施的虚拟变量，实施取 1，否则取 0。$dTime$ 为时间虚拟变量，$dTreat$ 为政策实施组的虚拟变量，X 为控制变量，a_i 为城市固定效应，u_{it} 为误差项。

需要指出的是，由于不同省份相关卫生政策及经济、地理、人文等其他因素可能存在较大差异，因此在研究山东省潍坊市"管办分开"改革影响时，将潍坊市视为处理组，山东省内的其他地级市作为对照组；在研究江苏省无锡市和苏州市改革影响时，将无锡市和苏州市视为处理组，江苏省内其他地级市作为对照组。这样本研究实际利用两个样本（山东省和江苏省的样本）数据展开实证分析。因此，具体使用两个类似但不同的估计模型分别考察 3 个城市的政策实施效果。依据式（4 -2），将潍坊市（改革始于 2006 年）、无锡市（2006 年）和苏州市（改革始于 2005 年）政策实施效果的估计模型分别设定为：

$$Y_{it} = \alpha_0 + \alpha_1 d04_t + \cdots + \alpha_5 d08_t + \lambda dWeifang_i + \theta_1 l_{it} \cdot d06_t +$$
$$\theta_2 l_{it} \cdot d07_t + \theta_3 l_{it} \cdot d08_t + X\beta + a_i + u_{it} \tag{4-3}$$

$$Y_{it} = \alpha_0 + \alpha_1 \mathrm{d}04_t + \cdots + \alpha_5 \mathrm{d}08_t + \lambda \mathrm{d}Wuxi_i + \lambda \mathrm{d}Suzhou_i + \gamma_1 w_{it} \cdot \mathrm{d}06_t +$$
$$\gamma_2 w_{it} \cdot \mathrm{d}07_t + \gamma_3 w_{it} \cdot \mathrm{d}08_t + \delta_1 s_{it} \cdot \mathrm{d}05_t + \delta_2 s_{it} \cdot \mathrm{d}06_t +$$
$$\delta_3 s_{it} \cdot \mathrm{d}07_t + \delta_4 s_{it} \cdot \mathrm{d}08_t + X\beta + a_i + u_{it} \tag{4-4}$$

其中，d*Weifang*、d*Wuxi* 和 d*Suzhou* 分别为潍坊市、无锡市和苏州市的虚拟变量；l、w、s 分别为三城市政策实施的虚拟变量；θ、γ 和 δ 为我们关心的 3 个城市的政策效应。d04、d05、d06、d07、d08 分别表示 2004 年、2005 年、2006 年、2007 年、2008 年等年份的虚拟时间变量。

考虑非观测效应 a_i 可能与政策变量和解释变量相关，那么直接对上述模型进行 OLS 估计可能并不能得到一致性的参数估计，因此必须消除这些固定效应 a_i。消除非观测效应的方法有两种，一种是通过一阶差分方程（First - Differenced Equation，FD）消除；另一种是通过固定效应模型（Fixed Effect Model，FE）减去时间均值的方式消除。根据Wooldridge（2007），在假定 E（u_{it} | d_{it}，X，a_i）= 0 下，两个模型均能一致性估计变量参数。FE 和 FD 之间选择关键在误差项 u_{it} 的序列相关性的假设上。不同假设决定其估计量的相对效率。当误差项无序列相关时，FE 比 FD 更有效。但如果 u_{it} 遵循一个随机游走，也就是说存在很强的序列相关时，差分可以使序列无关，这时 FD 估计量更有效。考虑到政策实施前后的连续性，本研究残差项可能存在序列正相关，因此认为 FD 的方法在本研究中能更有效地进行估计。因此，对式（4 - 3）、式（4 - 4）进行一阶差分，得到：

$$\Delta Y_{it} = \alpha_1 \Delta \mathrm{d}04_t + \cdots + \alpha_5 \Delta \mathrm{d}08_t + \theta_1 \Delta (l_{it} \cdot \mathrm{d}06_t) + \theta_2 \Delta (l_{it} \cdot \mathrm{d}07_t) +$$
$$\theta_3 \Delta (l_{it} \cdot \mathrm{d}08_t) + \Delta X\beta + \Delta u_{it} \tag{4-5}$$
$$\Delta Y_{it} = \alpha_1 \Delta \mathrm{d}04_t + \cdots + \alpha_5 \Delta \mathrm{d}08_t + \gamma_1 \Delta (w_{it} \cdot \mathrm{d}06_t) + \gamma_2 \Delta (w_{it} \cdot \mathrm{d}07_t) +$$
$$\gamma_3 \Delta (w_{it} \cdot \mathrm{d}08_t) + \delta_1 \Delta (s_{it} \cdot \mathrm{d}05_t) + \delta_2 \Delta (s_{it} \cdot \mathrm{d}06_t) +$$
$$\delta_3 \Delta (s_{it} \cdot \mathrm{d}07_t) + \delta_4 \Delta (s_{it} \cdot \mathrm{d}08_t) + \Delta X\beta + \Delta u_{it} \tag{4-6}$$

在差分掉 a_i 的同时，潍坊市、无锡市和苏州市的虚拟变量（d*Weifang*、d*Wuxi* 和 d*Suzhou*）和截距项也同时被消除。为使方程看起来更直观，使用等价的、含有截距项和（$n - 2$）个时期的虚拟变量的一阶差分方程进行估计：

$$\Delta Y_{it} = \alpha_0 + \alpha_2 d05_t + \cdots + \alpha_5 \Delta d08_t + \theta_1 \Delta (l_{it} \cdot d06_t) +$$
$$\theta_2 \Delta (l_{it} \cdot d07_t) + \theta_3 \Delta (l_{it} \cdot d08_t) + \Delta X\beta + \Delta u_{it} \tag{4-7}$$

$$\Delta Y_{it} = \alpha_0 + \alpha_2 d05_t + \cdots + \alpha_5 \Delta d08_t + \gamma_1 \Delta (w_{it} \cdot d06_t) + \gamma_2 \Delta (w_{it} \cdot d07_t) +$$
$$\gamma_3 \Delta (w_{it} \cdot d08_t) + \delta_1 \Delta (s_{it} \cdot d05_t) + \delta_2 \Delta (s_{it} \cdot d06_t) +$$
$$\delta_3 \Delta (s_{it} \cdot d07_t) + \delta_4 \Delta (s_{it} \cdot d08_t) + \Delta X\beta + \Delta u_{it} \tag{4-8}$$

对式（4-7）、式（4-8）进行 OLS 估计，得到潍坊市、无锡市和苏州市分年的政策影响的一致性估计 θ_i、γ_i 和 δ_i。

由于我们同时关心政策实施的总体影响，即 $\sum_i^3 \theta_i$、$\sum_i^3 \gamma_i$ 和 $\sum_i^4 \delta_i$，尽管我们可以通过加总分年政策影响的方法获得，但是无法得到总体影响的标准误，从而无法得到其统计显著性方面的信息。因此，为获得准确的总体影响的标准误，进一步将式（4-7）、式（4-8）变形为：

$$\Delta Y_{it} = \alpha_0 + \alpha_2 d05_t + \cdots + \alpha_5 d08_t + \theta_1 \Delta (l_{it} \cdot d06_t - l_{it} \cdot d08_t) +$$
$$\theta_2 \Delta (l_{it} \cdot d07_t - l_{it} \cdot d08_t) + (\theta_1 + \theta_2 + \theta_3) \Delta (l_{it} \cdot d08_t) + \Delta X\beta + \Delta u_{it}$$
$$\tag{4-9}$$

$$\Delta Y_{it} = \alpha_0 + \alpha_2 d05_t + \cdots + \alpha_5 d08_t + \gamma_1 \Delta (w_{it} \cdot d06_t - w_{it} \cdot d08_t) +$$
$$\gamma_2 \Delta (w_{it} \cdot d07_t - w_{it} \cdot d08_t) + (\gamma_1 + \gamma_2 + \gamma_3) \Delta (w_{it} \cdot d08_t) +$$
$$\delta_1 \Delta (s_{it} \cdot d05_t - s_{it} \cdot d08_t) + \delta_2 \Delta (s_{it} \cdot d06_t - s_{it} \cdot d08_t) +$$
$$\delta_3 \Delta (s_{it} \cdot d07_t - s_{it} \cdot d08_t) + (\delta_1 + \delta_2 + \delta_3 + \delta_4) \Delta (s_{it} \cdot d08_t) + \Delta X\beta + \Delta u_{it}$$
$$\tag{4-10}$$

对式（4-9）、式（4-10）进行 OLS 估计，交叉项 $(l_{it} \cdot d08_t)$、$(w_{it} \cdot d08_t)$ 和 $(s_{it} \cdot d08_t)$ 的估计系数分别就是潍坊市、无锡市和苏州市政策实施对卫生供给资源产生的总体影响的一致性估计。

另外，为了考察结果的稳健性，我们也采用 FE 的方法进行估计。FE 的方法是对式（4-3）、式（4-4）中的每个变量减去它们在时间上的均值得到：

$$Y_{it} - \bar{Y}_{it} = \alpha_1 (d04_t - \overline{d04_t}) + \cdots + \alpha_5 (d08_t - \overline{d08_t}) + \theta_1 (l_{it} \cdot d06_t - \overline{l_{it} \cdot d06_t}) +$$

$$\theta_2(l_{it}\cdot \mathrm{d}07_t - \overline{l_{it}\cdot \mathrm{d}07_t}) + \theta_3(l_{it}\cdot \mathrm{d}08_t - \overline{l_{it}\cdot \mathrm{d}08_t}) + (X - \bar{X})\beta + u_{it} - \bar{u}_i$$

$$(4-11)$$

$$Y_{it} - \bar{Y}_{it} = \alpha_1(\mathrm{d}04_t - \overline{\mathrm{d}04_t}) + \cdots + \alpha_5(\mathrm{d}08_t - \overline{\mathrm{d}08_t}) + \gamma_1(w_{it}\cdot \mathrm{d}06_t - \overline{w_{it}\cdot \mathrm{d}06_t}) +$$

$$\gamma_2(w_{it}\cdot \mathrm{d}07_t - \overline{w_{it}\cdot \mathrm{d}07_t}) + \gamma_3(w_{it}\cdot \mathrm{d}08_t - \overline{w_{it}\cdot \mathrm{d}08_t}) + \delta_1(s_{it}\cdot \mathrm{d}05_t - \overline{s_{it}\cdot \mathrm{d}05_t}) +$$

$$\delta_2(s_{it}\cdot \mathrm{d}06_t - \overline{s_{it}\cdot \mathrm{d}06_t}) + \delta_3(s_{it}\cdot \mathrm{d}07_t - \overline{s_{it}\cdot \mathrm{d}07_t}) + \delta_4(s_{it}\cdot \mathrm{d}08_t - \overline{s_{it}\cdot \mathrm{d}08_t}) +$$

$$(X - \bar{X})\beta + u_{it} - \bar{u}_i$$

$$(4-12)$$

对式（4-11）、式（4-12）进行 OLS 估计，就可以分别得到对应的分年的政策影响估计。采用 FE 对政策总影响进行估计的方式与 FD 的处理类似。

4.4.2 结果

（1）数据描述

卫生供给资源囊括公立的和非公立医疗机构供给资源。由于没有收集到对应的分所有制的相关数据，并且由于本章主要关心"管办分开"政策对整个城市卫生供给资源的影响，因此本章并未就政策对不同所有制的医疗机构产生的不同影响展开分析。表4-1描述了山东省和江苏省在2003~2008年平均卫生供给资源和相关控制变量的基本情况。从表中可以看出，在这期间两个省的床位数和医务人员数逐年都有所增加。相比较而言，山东省增长速度更快，例如，每万人床位数，山东省从2003年低于江苏省每万人1个多到2008年明显高于其3个有余。两个省的人均GDP也都随时间递增。不同的是，山东省GHE增长很快，而江苏却呈下降趋势，但从水平值看，江苏省的卫生投入仍然高出山东省约37元/人（2008年）。

表4-1 相关变量统计描述

山东省					
变 量	2003 年	2004 年	2005 年	2006 年	2007 年	2008 年
每万人床位数（张）	24.87 (6.59)	26.90 (8.39)	28.06 (7.51)	29.73 (9.47)	31.90 (9.46)	35.69 (11.01)

山东省						
变　量	2003 年	2004 年	2005 年	2006 年	2007 年	2008 年
每万人医生数（个）	15.49 (3.98)	16.15 (4.49)	16.04 (4.08)	17.01 (5.26)	17.11 (4.98)	18.16 (5.81)
每万人卫生技术人员（个）	35.76 (9.29)	37.43 (10.48)	36.90 (9.18)	38.86 (11.59)	39.24 (10.63)	42.00 (11.91)
人均 GDP（元）	16973 (10059)	20242 (11978)	23688 (14379)	27325 (16098)	30469 (17110)	33872 (18592)
人均 GHE（元）	41.68 (20.14)	47.48 (22.75)	54.70 (22.73)	76.12 (28.60)	107.14 (34.49)	148.66 (39.11)
观测数	17	17	17	17	17	17
江苏省						
变　量	2003 年	2004 年	2005 年	2006 年	2007 年	2008 年
每万人床位数（张）	25.93 (9.49)	26.87 (9.69)	28.25 (9.91)	29.81 (10.20)	30.79 (10.52)	32.44 (11.17)
每万人医生数（个）	14.96 (4.91)	14.87 (5.18)	15.50 (5.14)	16.23 (5.58)	16.67 (5.61)	16.57 (5.63)
每万人卫生技术人员（个）	35.08 (11.50)	35.37 (12.39)	36.61 (12.41)	39.10 (14.13)	40.70 (13.96)	40.27 (14.56)
人均 GDP（元）	19961 (14011)	23272 (16510)	26666 (19097)	30789 (21973)	34477 (24354)	37881 (26267)
人均 GHE（元）	294.84 (162.96)	347.96 (190.33)	410.03 (219.37)	482.83 (266.34)	143.71 (86.82)	185.97 (86.59)
观测数	13	13	13	13	13	13

注：（1）数据来源：《山东省统计年鉴》2004～2009 年卷，《江苏省统计年鉴》2004～
2009 年卷；

（2）人均 GDP 和人均 GHE 按消费物价指数（CPI = 2005）进行调整。

（2）"管办分开"政策实施与卫生供给关系

表 4 - 2 是 2003～2008 年 3 个城市卫生供给资源及其他变量分别在
两个省内部的排名情况。按照变量数值的大小从高到低进行排序，数值
越大排名越靠前。

潍坊市：2003～2006 年，各项卫生供给资源排名在山东省内非常

稳定，且居于全省中等偏下①；而 2007～2008 年在人均 GDP 和人均 GHE 排名相对下降的情况下，各项供给排名却都提前，其中增长最快的是人均卫生技术人员数量情况，从全省第 11 名上升到第 5 名。从指标在改革前后的排名看，在政府投入有限的情况下，潍坊市"管办分开"改革实施似乎与其卫生供给的提高在时间上（2005 年 12 月）保持一致。

表 4－2　各指标在改革前后的省内排名

潍坊 年份	卫生供给				
	人均床位数	人均医生数	人均卫生技术人员	人均 GDP	人均 GHE
2003	10	10	10	8	15
2004	10	10	11	8	15
2005	9	10	10	10	16
2006	9	10	11	10	16
2007	8	9	9	10	16
2008	7	7	5	11	17

无锡 年份	卫生供给				
	人均床位数	人均医生数	人均卫生技术人员	人均 GDP	人均 GHE
2001	2	4	3	1	2
2002	2	1	1	1	2
2003	1	2	4	2	3
2004	2	2	2	2	2
2005	1	2	3	2	2
2006	2	3	3	2	2
2007	2	3	3	2	3
2008	2	3	3	2	4

苏州 年份	卫生供给				
	人均床位数	人均医生数	人均卫生技术人员	人均 GDP	人均 GHE
2001	4	3	5	2	5
2002	4	4	4	2	5
2003	4	3	3	1	1
2004	3	3	4	1	1

---

① 按照《山东省统计年鉴》的标准，山东省共有 17 个行政区划。

苏州 年份	卫生供给				
	人均床位数	人均医生数	人均卫生技术人员	人均 GDP	人均 GHE
2005	3	3	2	1	1
2006	1	2	2	1	1
2007	1	2	2	1	1
2008	1	2	2	1	1

注：（1）数据来源：《山东省统计年鉴》（2004～2009 年卷），《江苏省统计年鉴》（2004～2009 年卷）。

（2）排名为按统计年鉴排序得到。

无锡和苏州市：两个城市在江苏省内属经济发展最好的两个地区，其 GHE 排名也较靠前。随着 2005 年 1 月 1 日苏州市属医院理事会正式运行和同年 9 月 29 日无锡市医院管理中心正式挂牌，两个城市卫生领域的"管办分开"政策开始实施。从表 4-2 看，无锡市的供给在其改革前后并未出现较大变化，而苏州市的卫生供给指标排名在其改革后则呈现上升趋势。从简单排名看，无锡的改革并没有相对提高卫生供给各项指标的名次，但苏州的改革效果较为明显。

为了更直观考察改革对卫生供给的影响，我们在山东省和江苏省内分别找到两个在经济状况与潍坊市、无锡市和苏州市最接近的城市作为对照城市，然后做曲线图进行比较①。图 4-1 分别描述了在 2003～2008 年 3 个改革城市在 3 个供给指标上的变化。

就潍坊市而言，3 个供给指标在改革开始前均随年变化较小，但在改革实施后，供给均逐年增加。与对照城市枣庄、日照市，以及山东省平均水平比较，潍坊市的供给指标在 2006 年后呈现更快的上升趋势，这正好与其改革时间吻合（2005 年 12 月）。

就苏州市而言，与对照城市常州市相比，各供给指标在 2003 年均

---

① 我们首先计算了 6 年间各地区平均的人均 GDP，然后进行排序，选取潍坊市人均 GDP（19206 元）之上和之下一位排名的城市，即枣庄市（19746 元）和日照市（18523 元）；由于苏州市（75004 元）和无锡市（68362 元）分别为江苏省 GDP 前两位城市，因此选取了紧接他们的南京市（43633 元）和常州市（42301 元）。

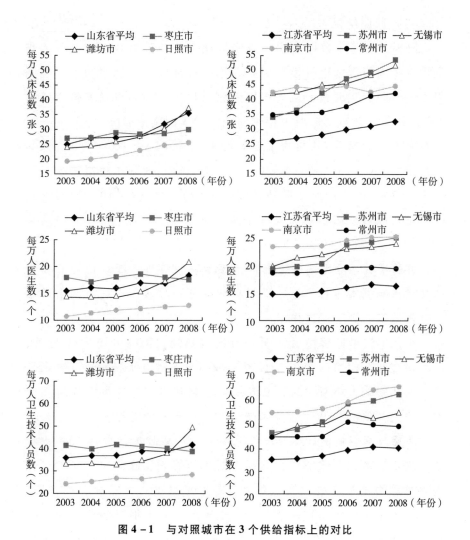

图 4 - 1　与对照城市在 3 个供给指标上的对比

注：数据来源：《山东省统计年鉴》（2004~2009 年卷），《江苏省统计年鉴》（2004~ 2009 年卷）。

很接近，但到 2008 年均较大幅度高于常州市；而与南京市对比，床位数、医生数和卫生技术人员数从起始的较大幅度低于南京市，到 2008 年也分别超过、持平和缩小了差距。无锡市的情况类似苏州市，但增长幅度明显缓于苏州。从增长趋势看，苏州市从 2005 年（改革）开始有个跳跃式增长，而无锡市增长相对平缓，没有出现明显大幅上涨。

（3）回归结果

以上分析基于数据描述，只能呈现一些初步直观判断。进一步利用6年面板数据进行模型回归，排除各地区间可观测和不可观测但不随时间变化因素，从而得以考察潍坊市、无锡市和苏州市三地"管办分开"政策实施对卫生供给资源产生的实际影响。

表4-3、表4-4报告了回归结果。第（1）、（5）、（9）列结果是就式（4-7）、式（4-8）进行回归得到的分年政策影响；第（3）、（7）、（11）列结果是就式（4-9）、式（4-10）回归得到的政策实施后总影响。为考察结果的稳健性，在报告FD回归结果（单数列）的同时报告了FE的估计结果（双数列）。

总的来看，除无锡市全部估计系数不显著外，潍坊市和苏州市的政策影响基本显著为正，说明"管办分开"政策实施对两个城市卫生供给都起到了促进作用。

从分年结果显著性看，无锡市政策影响在10%水平都不显著，而潍坊市和苏州市除第一年系数基本不显著外，大部分在1%水平显著；从影响大小看，3个城市政策影响基本都随政策实施时间递增，说明"管办分开"政策影响呈现逐年明显增强态势。

从总政策影响估计结果看，无锡市3年总政策影响在10%水平依然均不显著，而潍坊市和苏州市对供给影响，除苏州市对卫生技术人员影响不显著外，其他都在1%水平显著。在影响大小方面，苏州市对床位数供给影响特别大，4年内每万人拥有的床位数增长35张，大幅高于潍坊市3年增量（9张）。从其他两个供给变量影响看，两个城市政策效果接近，苏州市在对医生人数影响上略高于潍坊市，而潍坊市在卫生技术人员数方面略高于苏州市。

最后从稳健型检验的结果看，无论在估计系数显著性方面，还是政策影响大小上，FE的回归估计结果与FD结果都非常接近，说明回归结果非常稳健。进一步，由于医疗服务最终目的是提高人群健康水平，采用类似模型，我们也直接考察了"管办分开"政策对死亡率的影响，但回归结果并未显示其对3个城市死亡率产生具有统

表 4-3 潍坊市"管办分开"政策效应回归结果

解释变量	每万人床位数				每万人医生数				每万人卫生技术人员数			
	FD (1)	FE (2)	FD (3)	FE (4)	FD (5)	FE (6)	FD (7)	FE (8)	FD (9)	FE (10)	FD (11)	FE (12)
2006 年潍坊市政策影响[a]	1.379 *[b] (0.803)	1.293[b] (0.745)			0.190[f] (0.401)	0.240[f] (0.375)			0.434[j] (0.910)	0.181[j] (0.824)		
2007 年潍坊市政策影响[a]	1.754[c] (1.124)	1.601[c] (0.957)			2.371 ***[g] (0.486)	2.419 ***[g] (0.352)			4.433 ***[k] (1.120)	4.106 ***[k] (0.801)		
2008 年潍坊市政策影响[a]	6.106 ***[d] (1.692)	5.143 **[d] (1.817)			5.182 ***[h] (0.780)	5.028 ***[h] (0.788)			13.830 ***[l] (1.672)	12.72 ***[l] (1.616)		
潍坊市总的政策影响[a]			9.238 ***[e] (3.402)	8.037 **[e] (3.373)			7.743 ***[i] (1.583)	7.687 ***[i] (1.470)			18.690 ***[m] (3.511)	17.000 ***[m] (3.104)
观测数	85	102	85	102	85	102	85	102	85	102	85	102
R 平方	0.185	0.731	0.185	0.731	0.248	0.584	0.248	0.584	0.264	0.526	0.264	0.580

注：括号内为稳健标准误；*** 表示 $p<0.01$，** 表示 $p<0.05$，* 表示 $p<0.1$。a："政策影响"是"管办分开"政策实施产生的影响。b：作为潍坊市对照组的山东省其他 16 个城市当年的平均每万人床位数为 29.81。之后标注都对应表示对照组的平均状况：c 为 31.99；d 为 35.60；e 为 29.58；f 为 17.10；g 为 17.09；h 为 18.00；i 为 16.68；j 为 39.10；k 为 39.28；l 为 41.55；m 为 38.44。

表4-4 无锡市和苏州市"管办分开"政策效应回归结果

解释变量	每万人床位数				每万人医生数				每万人卫生技术人员数			
	FD	FE	FD	FE	FD	FE	FD	FE	FD	FE	FD	FE
	(1)	(2)	(3)	(4)	(5)	(6)	(7)	(8)	(9)	(10)	(11)	(12)
2006年无锡市政策影响[a]	-0.441[b]	-0.458[b]			0.0946[g]	-0.292[g]			1.697[k]	0.577[k]		
	(0.638)	(0.561)			(0.385)	(0.821)			(1.236)	(1.744)		
2007年无锡市政策影响[a]	1.862[c]	3.482[c]			0.413[h]	1.006[h]			-2.390[l]	-2.708[l]		
	(2.470)	(2.643)			(0.573)	(0.782)			(3.718)	(4.181)		
2008年无锡市政策影响[a]	3.701[d]	5.543*[d]			1.148[i]	1.801*[i]			1.064[m]	0.683[m]		
	(2.881)	(2.997)			(0.798)	(0.985)			(4.536)	(5.319)		
2005年苏州市政策影响[a]	4.817***[e]	5.141***[e]			-0.218[j]	-0.678[j]			0.503[n]	-0.114[n]		
	(0.575)	(0.331)			(0.347)	(0.609)			(0.877)	(1.400)		
2006年苏州市政策影响[a]	7.849***[b]	7.676***[b]			2.266***[g]	1.223[g]			4.839**[k]	3.291[k]		
	(1.393)	(0.654)			(0.770)	(1.232)			(2.381)	(3.058)		
2007年苏州市政策影响[a]	9.779***[c]	11.54***[c]			2.850***[h]	2.948***[h]			4.319[l]	3.684[l]		
	(2.666)	(2.852)			(0.908)	(0.903)			(4.132)	(3.890)		

续表

解释变量	每万人床位数				每万人医生数				每万人卫生技术人员数			
	FD	FE	FD	FE	FD	FE	FD	FE	FD	FE	FD	FE
	(1)	(2)	(3)	(4)	(5)	(6)	(7)	(8)	(9)	(10)	(11)	(12)
2008年苏州市政策影响[a]	12.94***^{d}	14.75***^{d}			3.471***^{i}	3.441**^{i}			7.227^m	6.239^m		
	(3.049)	(3.229)			(1.216)	(1.130)			(5.011)	(4.580)		
无锡市总体的政策影响[a]			5.122^f	8.568^f			1.656^j	2.515^j			0.371^o	−1.449^o
			(5.237)	(6.017)			(1.573)	(1.991)			(8.316)	(8.152)
苏州市总体的政策影响[a]			35.38***^{f}	39.11***^{f}			8.369***^{j}	6.934*^{j}			16.89^o	13.10**^{o}
			(5.988)	(6.510)			(3.032)	(3.197)			(10.12)	(5.776)
观测数	65	78	65	78	65	78	65	78	65	78	65	78
R平方	0.520	0.912	0.520	0.912	0.429	0.746	0.429	0.746	0.448	0.743	0.448	0.743

注：括号内为稳健标准误：*** 表示 $p < 0.01$，** 表示 $p < 0.05$，* 表示 $p < 0.1$。a："政策影响"是"管办分开"政策实施产生的影响的缩写。之后标注都表示对应表示对照组的平均状况：c 为 27.81；d 为 29.10；

b：作为无锡市和苏州市对照组的江苏省其他11个城市当年的平均每万人床位数为27.05。e 为 25.71；f 为 26.39；g 为 14.97；h 为 15.40；i 为 14.678；j 为 15.18；k 为 35.92；l 为 37.92；n 为 36.93；m 为 34.15；o 为 35.20。

计学意义影响①。

表4-3和表4-4回归结果显示，在控制了经济发展、政府投入，以及城市和时间固定效应后，无锡市改革并未对卫生供给资源产生显著影响，但潍坊市和苏州市的政策效果明显，均不同程度显著促进了当地卫生供给资源的增加。

4.5 相关讨论

4.5.1 "管办分开"政策和其他诸多改革措施

现实中，潍坊、无锡和苏州市在公立医院"管办分开"改革中，还配套实施了多种相关改革措施。模型实际上是将这些配套措施的影响均纳入了"管办分开"改革政策效果当中。那么，本章的估计是关于以"管办分开"为核心的公立医院改革对卫生供给资源总体影响的估计。一方面，宏观数据的使用使得我们无法区分和分解这些相关措施对供给的影响；另一方面，"管办分开"政策本来就是一系列措施的总和，其作为医疗体制改革的核心之一，本身就包括和交叉了相关诸多公立医院改革措施。因此，我们认为所估计的对供给资源的政策影响，在总体层面上是有意义的，或者说估计的是以"管办分开"为核心的医疗体制改革对供给的总影响。

4.5.2 供给的效率和质量

医疗服务供给，可以从数量、效率和质量上来进行探讨。由于数据的限制，本章在模型估计中仅考虑了政策对数量的影响。这增加了我们推广结果的难度。如果要由回归估计得到的正向促进作用得出政策有效促进了供给增加的结论，那么还需要进行同质性假设，即各个医疗设施和人员在供给效率和所提供的医疗服务质量上相同。我们认为这样的同

---

① 由于篇幅限制，文中并未报告对死亡率影响的回归估计结果。有兴趣的读者可以联系作者索取。

质性假设在一定程度上是合理的，主要考虑：一方面，尽管具体医疗机构和具体人员在效率和提供的服务质量上相差较大，但由于采用宏观数据研究一般均衡，那么在群体上这样的假设可能是成立的；另一方面，无论"管办分开"的模式为现有的哪一种，卫生行政部门的行业监管都在不同程度上得以提高，这将保证医疗服务的高质量，那么就算同质性假设失效，本章的结论也将是一个低估（underestimates）。

4.6　本章小结

本章从供给角度将"管办分开"政策放到整个医疗卫生体制改革大背景下讨论"管办不分"将对市场供给产生怎样的制约，并就"管办分开"的概念进行讨论，最后采用模型对潍坊市、无锡市和苏州市的"管办分开"改革对供给的影响进行估计。我们发现，"管办分开"对 3 个城市卫生供给资源产生了不同影响，无锡市改革没有显著增加卫生供给，而潍坊市和苏州市对供给影响却非常明显。进一步，我们还发现"管办分开"政策实施的影响是呈逐年递增的，在开始并不显著，并且影响效果较小，但之后影响逐年明显、增强。

值得注意的是，关于"管办分开"政策在理论上争论较多的"适度"分开和"彻底"分开表现在实践上，是公立医院的举办应该完全独立于政府，还是在卫生行政部门内部实现"管办分开"。本章实证结果没有就此给予确定答案：作为"适度"分开代表的潍坊市和"彻底"分开代表的苏州市改革确实起到了明显促进供给的作用，但无锡市"彻底"分开改革对卫生供给资源的增加却并不具有统计学意义。我们认为，在现有各地经济发展和卫生供给水平等差异较大的情况下，强调一个在全国各地普遍适合的"管办分开"模式尚待进一步讨论。但如前文分析，对于"管办不分"现状，只要公立医院经营管理权与卫生行业行政权分开的措施实现了促进当地优质医疗服务供给增加的目标，就是一个"占优策略"。这样基于当地实际情况的"管办分开"改革就是进步。因此，我们建议各地在实施医疗体制"管办分开"改革时不应强调统一模式，应该积极探索适合当地实际情况的改革措施，这实际也是被《关于深化医药卫生体制改革的意见》所鼓励："从有利于强化公立医院公益性和政府有效监管出发，积极探索政事分开、管办分开的多种实现形式"。

特别的，2009 年"新医改"确定全民医疗保险覆盖和在 2009 ~ 2012 年增投 8500 亿元中 2/3 用于"补需方"，在医疗服务需求得到进一步财务保障背景下，人们对医疗服务需求的增长还会加速。这样，增大供给的任务就更迫在眉睫，更应加快体制改革，调动内部和外部积极性，促进社会资源的全动员。由本章的实证结果来看，"管办分开"措施的有效实施将发挥促进供给增加的作用。

需要指出的是，本章中"管办分开"政策实施时间最长的城市也仅 4 年，而体制改革政策影响通常有短期和长期之分。虽然本章比较了分年影响和总影响，但总影响也仅是 4 年的加总。在更长时期中，改革后的卫生供给表现将呈现怎样态势，我们将拭目以待。另外，由于数据指标限制，本章并未对"管办分开"改革的影响渠道进行实证研究，这是本章的一个欠缺，也将是下一步研究的重点。最后，医疗服务供给质量、效率，以及结构性变化，包括改革对公立和非公立医疗机构在供给上的不同影响，本章也未进行深入分析，这也还有待展开进一步考察。

参考文献

[1] 符策慧：《潍坊：管办分开不分家》，《中国医疗前沿》2008 年第 1 期，第 32 页。

[2] 胡锦涛：《在中国共产党第十七次全国代表大会上的报告》，2007。

[3] 江芹：《"政事分开"、"管办分开"相关政策研究报告》，2007。

[4] 江苏省卫生厅医政处：《苏州市属医院实行管办分离的调研报告》，《医院领导决策参考》2008 年第 4 期，第 14 ~ 16 页。

[5] 刘继同：《公立医院管办分离的性质、含义、形式与基本类型》，《中国医院管

理》2008 年第 4 期，第 14 ~ 16 页。

［6］蒳同风、潘治宏：《探索医改新路：无锡管办分离模式推进政府职能转变》，《中国改革》2007 年第 3 期，第 23 ~ 25 页。

［7］沈晓、余臻峥、向清：《公立医疗机构"管办分离"之我见》，《卫生经济研究》2009 年第 11 期，第 5 ~ 7 页。

［8］孙颐：《苏州市属医院实行管办分离改革尝试》，《医院改革》2005 年第 3 期，第 12 页。

［9］王丽平：《较真公立医院"管办分离"》，《中国卫生产业》2008 年第 4 期，第 70 ~ 74 页。

［10］中共中央、国务院：《关于深化医药卫生体制改革的意见》，2009。

［11］周其仁：《医疗服务的资源动员》，《经济观察报》2007 年 1 月 31 日。

［12］ J. M. Wooldridge, *Introductory Econometrics*：*A Modern Approaches. South-western*, Cengage Learning, 2009.

第 5 章

"覆盖全民"与人民健康

——对城镇居民基本医疗保险的实证研究

"中华人民共和国公民在年老、疾病或者丧失劳动能力的情况下，有从国家和社会获得物质帮助的权利。国家发展为公民享受这些权利所需要的社会保险、社会救济和医疗卫生事业。"

——《中华人民共和国宪法》第四十五条

"深化医药卫生体制改革的指导思想。……建设覆盖城乡居民的基本医疗卫生制度，不断提高全民健康水平，促进社会和谐。"

——中共中央、国务院《关于深化医药卫生体制改革的意见》（2009）

5.1 引言

自 2006 年以来，中国政府启动了规模空前的国家医药卫生体制改革，并于 2009 年 4 月发布国家医改方案（国务院，2009）。国家医改方案包括五项重点改革，其中旨在覆盖全民的基本医疗保障制度包括：城市职工基本医疗保险（以下简称"城职保"）、城镇居民基本医疗保险（以下简称"城居保"）、新型农村合作医疗（以下简称"新农合"），以及城乡医疗救助体系①。特别值得关注的是，在其四大基本医疗保障

---

① 需要指出的是，由于城镇中存在大量的灵活就业人员，而这些人员在一些地区并未完全被城职保纳入参保范围，因此一些地区的城居保的参保人群除包含城镇非就业人群外，还覆盖了灵活就业人员。

88

计划中，城居保是唯一伴随此次医改从无到有的新举措——从始于2007 年的 79 个城市试点到逐步覆盖全国所有城市，到 2011 年底已覆盖近 2.2 亿城镇居民。与此同时，为科学评估和全面推进该计划，国务院城镇居民基本医疗保险试点评估专家组开展了基于 9 大城市、涵盖 3 万城镇居民的入户跟踪调查（国务院城镇居民基本医疗保险试点评估专家组，2011）。为此，本书根据该调查数据，对城居保举措是否影响参保居民的健康水平进行了实证分析。

一般而言，医疗保险是健康人群与非健康人群之间或健康时与患病时对患病风险的分摊机制，其直接功能在于提高人们在看病就医时使用医疗服务的财务可及性（刘国恩等，2011）。根据 Grossman（1972）的健康生产函数和医疗需求理论，人们对医疗服务的需求只是衍生需求（derived demand），人们真正的直接需求（direct demand）是医疗服务可能改善或提高健康状况，而保险又是影响医疗需求的关键因素，因此研究保险计划及医疗服务对人们健康的影响一直是卫生经济与政策分析的重点议题。

近年来，医疗保险全民覆盖是包括中国、美国在内的世界各国（大国）医改主要推进的卫生政策，但该政策的实施往往耗资巨大，如中国新医改规划（2009～2011 年）中测算政府每年投入医保约 1300 亿元（国务院深化医药卫生体制改革领导小组办公室，2009），而美国政府更是预计在未来 10 年每年投入近 940 亿美元（United States Congress，2010）。这样巨额的支出能否提高人们健康水平成为全球经济学家们争论的焦点。

从逻辑分析上看，医疗保险直接提高了个人就医的财务可及性，从而可增加卫生服务的可利用性；同时，通过减轻患者疾病经济负担，减少或防止"小病拖、大病扛"的情形发生，从而促进参保人群的健康水平。但从实证分析的角度来看，其复杂程度相对较大。首先，由于决定健康的因素很多，根据现代医学的基本共识，较之环境、基因、收入等因素，医疗干预对健康的实际决定程度相对较低，大概为 10%（WHO，2011），并且边际效果递减，过度使用甚至可能有害（如 Ashton et al.，2003；Fisher，2003）。其次，基于个人选择的医疗保险（大多商业医保均如此），更面临了人们逆向选择（Adverse Selection）的麻烦，即健康状况越差的人越可能参保。因此如果分析手段不能得到合理修正，其结果可能低估保险对健康的影响甚至得出相反的结论。最后，个人在医疗卫生服务利用时面临更低的边际成本，由此产生的道德风险可能导致资源浪费。如果医疗保险有效促进健康，则更多的支出为有效消费，反之则为过度需求（黄枫、吴纯杰，2010）。总之，医疗保险能否促进健康既是国家医改应该关注的重大政策问题，又是极具挑战的卫生经济学实证研究命题。只有准确估计医疗保险对健康的影响，才能通过成本产出、成本效果或成本效益的方法，将医疗保险与其他干预手段进行比较，从而调整和优化相关公共政策，以利用有限的社会资源取得最大化的社会效益。

本书利用具有代表性的微观数据——2007~2010年"国务院城镇居民基本医疗保险试点评估入户调查数据"（URBMIS），估计城居保对城镇成年人健康的因果影响。由于城居保政府补助比例在各地不同，这会影响个人参保意愿，从而改变个人的参保状态，而政府补助比例对个人健康而言是外生因素，本书利用了这一"自然实验"——政府补助比例的差异导致城居保参保的不同，识别了城居保对参保个人健康的影响。个人自评健康对城居保参保状态的最小二乘法（OLS）估计结果显示，个人健康与参保状态存在显著的负相关，这意味着城居保的自愿参保政策可能导致了严重的"逆向选择"问题。固定效应（FE）模型尽管没有排除健康与参保的交互关系，但是修正了由不可观测的"固定效应"带来的偏差，得到了二者无显著关系的估计结果。接着，通过采用各市级针对不同城居保参保人群的政府补助比例作为工具变量（IV）进行估计，结果显示城居保显著提高了参保个人的健康。进一步对不同社会经济状态（SES）人群进行分析，发现城居保对弱势人群（低收入、低教育水平）健康起到的正向作用更大。另外本书还通过对影响渠道的估计，找到了一些证据，支持城居保提高了参保者的卫生服务利用但并未增加个人就医经济负担，从而说明城居保可能正是通过提高卫生服务利用水平来促进个人健康。从对更多健康指标的回归结果看，城居保并没有对慢性病和EQ5D得分及其各个维度产生一致的显著正向影响。

本章结构安排如下：第二部分对城居保制度背景和本书使用的数据做简要概述；第三部分考察参保状态与个人健康的相关关系；第四部分采用 IV 方法考察城居保对个人健康影响的因果关系；第五部分对不同人群、影响渠道及更多健康指标展开分析；最后是结论和讨论。

5.2 医疗保险对健康的影响机制及相关实证研究回顾

5.2.1 医疗保险对健康的影响机制

医疗保险可能通过直接或间接的方式影响健康，自身的健康状况好坏也可能反过来影响个人的参保行为，并且一些可观测的和不可观测的个人特征变量，如教育程度、健康行为，还可能共同影响参保行为和个人健康。医疗保险与健康的关系复杂，因此有必要对以上关系进行梳理。图 5-1 总结了相关研究中医疗保险与健康的关系，以及医保影响健康的可能渠道。

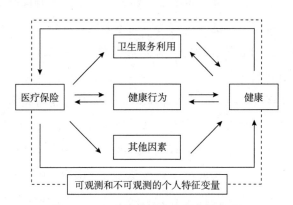

图 5-1 医疗保险对健康的影响机制

可以看到，是否参保、个人健康，以及二者之间的关系由一系列可观测和不可观测的个人、环境特征变量，如环境、家庭收入、基因、性别、年龄、教育等共同决定，其中环境变量还可细分为社会环境、经济环境和自然环境（Levy 和 Meltzer，2004；WHO，2011）。在特征变量影

响下，医疗保险提供的就医财务保障可能影响个人的心理压力（Kasper
等，2000；IOM，2002b；Runser 等，2010），从而可能直接影响个人健
康（Wilkinson 和 Marmot，2003）。此外，医疗保险还可能通过 3 个间接
渠道对健康产生影响。第一，由于医保带来就医财务可及性的提高，更
充足的健康检查和预防治疗，以及更多数量、更高质量的卫生服务利
用，将可能对健康产生正向的促进作用（Cutler 和 Vigdor，2005；Card
等，2008、2009；Finkelstein 等，2011）。第二，医疗保险可能通过改变
个人健康行为从而影响健康。一方面，由于参保降低了个人承担的就医
费用，个人可能进行更多的高风险健康行为，如驾驶时更少注意系安全
带，即道德风险行为影响个人健康状况（Arrow，1985；Cutler 和 Zeck-
hauser，2000）。另一方面，由于参保后可以享受更多的预防医疗等服
务，基于这些服务带来的更多健康知识和信息，个人可能对自己的不健
康行为进行主动调整，如纠正吸烟、酗酒、过度饮食等行为，从而影响
健康状况（Ayanian 等，2000；Baker 等，2001）。第三，医疗保险还可
能通过影响如预防性储蓄等其他个人行为间接影响健康。医保降低了个
人对未来消费的不确定性，可能会减少个人或家庭的预防性储蓄，从而
参保个人可能进行更多的其他消费，如更多的营养摄入、其他家庭消费
支出等（Chong – En 等，2010；甘犁等，2010；马双等，2010），从而
改变个人健康状况。

当然，从图 5 – 1 中还可以看到，除了某些可观测和不可观测的个
人特征变量共同影响医疗保险和健康外，健康自身也对卫生服务利用、
健康行为和参保行为等具有反向作用。就是说，健康状态会对个人是否
参保产生影响。在社会实践中，是否参加医疗保险绝大多数属于自愿行
为，那么参保和健康之间存在显著的内生性，这就造成了对医疗保险影
响个人健康因果关系识别的困难。因此，采用怎样的识别方法来一致性
估计医疗保险对健康的因果影响成为相关经验研究最主要的工作之一。

5.2.2 现有因果研究结果

大量的经验研究对医疗保险影响健康进行了分析。根据 Levy 和

Meltzer（2004），相关的经验研究可分为观测研究（Observational Studies）、自然实验研究（Natural Experiments）和实验研究（Experimental Studies）。观测研究指那些考察医疗保险项目与个人健康指标之间是否存在相关性的研究；自然实验研究指利用医疗保险政策的改变或本身设计的特殊规则等导致的医疗保险覆盖的差异来研究参保对健康的影响；实验研究指事先按随机原则将医疗保险分配给不同人群，然后比较组间健康差异的研究。

文献中，大量的观测研究考察了不同的医疗保险项目与不同地区、不同年龄段人群的不同健康指标之间的相关性。其中的大部分文献（Brown 等，1998；IOM，2002a；Hadley，2003）发现医疗保险与更低的死亡率（疾病风险）和更高的自评健康存在显著正相关。例如，Ayanian 等（1993）和 Roetzheim 等（2000）分别发现患乳腺癌妇女在 54～89 个月内的死亡率和大肠癌患者 3 年内的死亡率与未参保呈显著正相关；Baker 等（2001）则利用了间隔四年的面板数据考察了 51～61 岁的美国男性医保与健康的关系，发现无医保与个人 4 年后的健康水平下降更多存在显著相关。但同时，另外一部分观测研究发现二者并不存在显著相关。例如，Haas 等（1993）利用美国马萨诸塞州在 1985 年对全州家庭收入在美国联邦政府规定的低于贫困水平 185% 以下的所有孕妇提供的医疗保险项目（Healthy Start Program），考察了有无医保与产妇健康的相关关系，发现医保并没有与产后的不良反应发生率呈显著相关关系。Ross 和 Mirowsky（2000）在控制了个人教育、年龄、性别、经济状态及初始健康状态后，发现是否参保与个人自评健康、身体功能性指标及慢性病患病状态都不存在显著相关。这些观测研究尽管大多采用了多变量的回归模型进行相关关系估计，并且选择了针对性的样本和更为精确的健康衡量指标，但是由于没有或基本没有考虑医疗保险和健康的交互关系，始终无法识别二者因果关系，得到的结果意义有限。因此，观测研究也逐渐被因果关系研究取代。本章后面的讨论集中在自然实验和实验研究，特别是这些研究采用的具体识别方法上。以下就国外和国内相关研究分别进行总结。

（1）国外因果研究结果

相关因果研究大部分集中在对美国医疗保险的研究上。Cutler 和 Vigdor（2005）、Finkelstein 和 McKnight（2008）以及 Card 等（2009）对美国老人医疗保险（Medicare）进行了研究。Medicare 是美国政府免费提供给超过 65 岁的美国公民的医疗保险。Cutler 和 Vigdor（2005）利用面板数据比较了 51～65 岁中没有 Medicare 的人群面对疾病冲击后健康的变化。个人对未来健康状态变化的预期可能会影响个人是否选择参保，但是个人更多地只能预测是否会患病（Cutler 和 Zeckhauser，2000），而对患病的轻重程度往往不能判断。由此，该文采用倍差法（DID）思想，将疾病冲击分为慢性病和急性重病，比较参保和未参保两组人群面临疾病冲击前后的差异。该文发现未参保个人在面临慢性病冲击后，健康的恶化程度超过参保个人，但是两组人群在面临急性疾病冲击时并不存在差异。Finkelstein 和 McKnight（2008）利用在 1965 年开始在美国各州实行 Medicare 的宏观政策，研究了 3 个假设：①Medicare 开始推行的当年（1965 年）65～74 岁人群的死亡率是否比 55～64 岁人群死亡率下降更快；②Medicare 实行前私有医疗保险覆盖少的州的 65 岁以上人群死亡率是否在实行后下降更快；③有 Medicare 覆盖地区的 65 岁以上人群的死亡率是否比没有覆盖的下降更快。文章采用倍差法对 3 个假设进行验证，发现 Medicare 在施行的头 10 年里并没有显著降低 65 岁以上人群死亡率。Card 等（2009）利用 Medicare 向所有年满 65 岁的美国居民免费提供的政策规定，研究了 Medicare 对 65 岁急诊入院病人 7 天内死亡率的影响。由于 65 岁上下居民的急诊入院率几乎相同，而 Medicare 的参保率差异很大，因此在控制了其他变量的情况下，如果 65 岁上下急诊病人的 7 天内死亡率存在显著差别的话，这个差异就是由 Medicare 造成的。文章采用了断点回归设计（Regression Discontinuity Design）的方法进行估计，发现 Medicare 显著降低了 65 岁急诊入院病人 7 天内 20% 死亡数。

Lurie 等（1986）、Currie 和 Gruber（1996a、1996b）、Currie 等（2008）以及 Finkelstein 等（2011）对美国低收入医疗保险（Medicaid）

进行了研究。Medicaid 是美国政府提供给低收入家庭的医疗保险总称，它的形式在各个州表现有所不同，但通常是政府免费提供。1982 年美国加州政府为削减公共开支缩小了 Medicaid 享有者范围，Lurie 等（1986）利用这一"自然实验"，比较了退出 Medicaid 与仍保留 Medicaid 两组人群在 1 年后的健康状况，发现退出 Medicaid 组人群血压更高，但对自评健康影响不显著。Currie 和 Gruber（1996a、1996b）以及 Currie 等（2008）分别利用 1984～1992 年、1979～1992 年和 1986～2005 年不同形式的 Medicaid 在全美各州参保范围的扩大情况，采用各个州中各个年龄段儿童参加 Medicaid 占总儿童数的比例作为工具变量（IV），研究了 Medicaid 对新生婴儿和儿童健康的影响。Currie 和 Gruber（1996a）发现 1984～1992 年 Medicaid 的扩张降低了儿童死亡率的比例达 5.1%，Currie 和 Gruber（1996b）发现 Medicaid 的扩张降低了新生婴儿死亡和新生低体重儿（Low Birth Weight）的发生率，Currie 等（2008）发现儿童早期的医疗保险资格正向影响了后期儿童健康。Finkelstein 等（2011）研究了美国俄勒冈州标准医疗保险计划（Oregon OHP Standard）对 19～64 岁参保个人健康的影响。标准 OHP 是俄勒冈州 Medicaid 的一种形式，由政府免费提供给在当地居住的 19～64 岁低收入美国公民。由于申请该保险项目的个人数超出了州政府为该项目所做的预算，于是通过抽取随机号码来确定申请的个人是否最终有资格加入标准 OHP。该研究利用了这个特殊参保政策，以随机号码为工具变量（IV），采用 2SLS 方法估计标准 OHP 对个人健康的影响，发现标准 OHP 显著提高个人自评身体和精神健康水平，但对死亡率没有产生影响。

Goldman 等（2001）和 Bhattacharya 等（2003）研究了医疗保险对美国 HIV 病毒携带者健康的影响。两篇研究都采用了州层面的公共政策（包括可以纳入公共医疗保险项目的要求条件和患者所在州的公司的平均规模作为工具变量）来作为 IV 进行影响识别。Goldman 等（2001）发现医保降低了参保者 6 个月中的死亡率，Bhattacharya 等（2003）同样发现医保对 HIV 患者的健康起到了保护作用，并且私营医疗保险较公共医疗保险在降低死亡率方面更具效率。

Doyle（2005）研究了医疗保险对严重交通事故受伤者的影响。由于交通事故几乎是不可预测的，由此排除了个人对医疗保险选择的内生性，进而估计了医疗保险的影响，发现未参保者的死亡率较参保者高出1.5%（参保者死亡率的均值为3.8%）。

始于1971年的兰德医疗保险实验（Manning等，1987）采用了实验研究的方法，通过随机原则赋予了不同个人不同的医疗保险项目，研究了不同的医保分担比例对个人卫生服务利用及健康的影响。由于所有的实验组都有医疗保险（最低保障程度的只有大病医疗保险），所以该研究主要是对不同保障程度的医疗保险对健康的影响，而不是对是否参保的研究。该研究（Manning等，1987）发现，完全无个人负担的医保项目相对于仅保大病的医保项目对高血压、近视及口腔健康有小程度的提高，但没有发现对其他方面健康存在影响。

除美国外的其他国家因果研究相对较少。Hanratty（1996）研究了加拿大全民医疗保险的实施对婴儿健康的影响。由于1962~1972年开始在加拿大实施的全民医保在地区层面实施时间存在差异，该研究利用了这一"自然实验"进行研究，发现全民医保显著降低了4%的婴儿死亡率和1.3%的新生低体重儿发生率。King等（2009）研究了墨西哥全民医疗保险对全人群健康的影响。2005年开始实行墨西哥全民医疗保险时，该研究团队基于随机原则抽选了一部分地区先期实行该项保险。由于是基于随机原则选取的地区，排除了可能的选择偏误，因此该文采用直接的非参方法比较了施行10个月后与未施行全民医保地区之间人群的健康差异，发现全民医保对个人自评健康未产生显著影响。

（2）国内因果研究结果

国内相关的因果研究并不多，大部分集中在对农村居民和老人人群的研究中。Lei和Lin（2009）、Wang等（2009）、Chen和Jin（2010）及吴联灿和申曙光（2010）均采用了倍差法和趋势得分法相结合的方法PS-DID（Propensity Score Matching with Difference–in–differences）来识别医疗保险对农民健康的影响。Lei和Lin（2009）、Chen和Jin（2010）、吴联灿和申曙光(2010)都利用了新型农村合作医疗保险(NCMS)在各地开展的时间存在先后差异这个信息对新农合影响健康进行研究,Lei 和 Lin (2009)、Chen 和 Jin(2010)都未发现新农合显著提高了参保农村居民(儿童)的健康,但吴联灿和申曙光(2010)发现新农合对个人自评健康起到了显著的较小正影响(降低了自评健康不佳的比例 2.75%)。Wang 等(2009)采用了实验研究的方式,通过随机原则选择部分地区开展农村互助医疗保险(RMHC),从而与未开展地区进行比较,发现 RMHC 显著提高了农村居民健康水平(降低了全年龄段农村居民的自报疼痛和焦虑比例,提高了 55 岁以上个人的行动能力和自理能力)。

黄枫和吴纯杰(2009)、黄枫和甘犁(2010)、李冰水和胡宏伟(2010)研究了医疗保险对老人的健康影响。黄枫和吴纯杰(2009)、黄枫和甘犁(2010)研究了医保对城镇老人死亡率的影响。黄枫和吴纯杰(2009)以宏观分省、性别、年龄、教育的平均参保概率为工具变量来进行识别,发现参保降低了老人 3 年间隔死亡率 25.3%。黄枫和甘犁(2010)考虑样本中的中国城镇老人医疗保险状态是以年轻时劳动关系为基础,因此假设参保状态外生进行研究,发现参保老人死亡风险较未参保的低 19%。李冰水和胡宏伟(2010)以社区平均参保率为工具变量研究了医保对老人的健康影响,没有发现显著影响。

5.2.3 对现有因果研究评述

从总体上看,针对婴儿、儿童、HIV 病毒携带者等一些亚群(Subpopulation)的经验研究证实了医疗保险确实提高了参保个人的健康水平,但是对老人、成年人群的研究结果非常不一致。即使是针对同一项医疗保险(如 Medicaid)展开的分析,不同的经验研究得到的结果也不尽相同,其中的原因就在于识别医疗保险影响健康的因果关系面临巨大困难。以下从识别过程中几个关键的问题进行讨论,分析研究结果的差异和存在的问题。

(1)健康的度量

如何选择健康度量指标一直是卫生经济学研究常常面临的问题。相关医保影响健康的经验研究中涉及的主要健康指标有死亡率（新生儿死亡率）、健康量表（ADL、EQ5D）和自评健康等。按客观性排序，死亡率最客观，健康量表其次，自评健康最主观，但就指标变化的灵敏性（Sensitivity）而言，排序正好相反，这也是一部分采用死亡率度量健康的研究得到不显著结果的一个可能原因。另外，采用死亡率度量还可能错过医疗保险带来的一些其他健康得益，如减少发病率、功能性障碍，以及其他一些主观精神健康。健康量表的优点在于度量角度多维，且较少受到主观判断干扰，但是健康量表多为衡量功能障碍指标，通常不用于一般人群的健康度量。自评健康优点在于代表了个人对于当前健康的综合判断，但由于是主观判断，可能存在潜在的测量误差。一般而言，采用宏观数据或对一些特殊人群的研究，如 HIV 病毒携带者、高龄老人，更多倾向于采用死亡率度量，健康量表多用于针对老人的研究，而一般人群较常用的是自评健康。因此，在研究中常常因为数据的选择和研究角度的不同而采用了不同的健康度量指标，造成了结果的不统一。一个研究趋势是在同一研究中采用多种健康指标进行度量，但这又往往受到数据的限制。

（2）研究人群

不同的医疗保险项目往往针对不同的人群，如美国的 Medicaid 和 Medicare 分别针对低收入家庭和 65 岁以上老人，而中国的新农合、城职保和城居保分别针对农民、正式工作人群和城市无业人群（包括学生、自由职业等）。由于人群不同，医保设计本身也存在差异，因此这也造成了所估计的医保健康效应的不统一。加之由于需要克服医保与健康的交互关系，研究设计通常需要利用参保的特殊政策来识别因果关系，这也增大了研究局限。如 Card 等（2009）对 Medicare 的研究，尽管 Medicare 是针对所有 65 岁以上老人的医疗保险，但是由于采用断点回归设计进行因果识别，所以实际上最后的结果只是考察了 Medicare 对 65 岁上下人群健康的影响。从现有文献结果看，国外研究较多，但是缺乏对成年人（18～64 岁）的有力研究（该人群也主要构成美国未参保人群）；而国内研究相对有限，目前尚未见对城镇成年居民的研究，特别是其中的流动人口，该人群也是中国医保政策未来解决的重要目标群体，研究医保对他们的健康影响具有重大的政策意义。

（3）识别方法

关于医保影响健康的经验研究中最重要的是识别因果关系。研究因果关系的文献主要分为实验研究和自然实验研究。由于实验研究事先采用随机原则将医疗保险分配给不同人群，因此完全可以排除医保与健康的交互关系，采用实验研究的设计是最理想的。但由于实验研究往往耗资巨大，并且医疗保险涉及个人患病后的医疗服务利用，与个人生命健康攸关，需要确保科学伦理原则，所以通常难以进行，加之个人参与实验时的行为可能并不与现实世界相同，这也可能影响最后得到结果的意义。迄今为止，相关研究中算得上纯粹的实验研究的只有"兰德实验"（1974～1982 年），它距现在已 30 多年，且并没有真正的无保险组（这可能就与实验的伦理原则相悖）。那么，大部分研究集中在对"自然实验"的研究上。自然实验研究中主要采用的具体估计方法有倍差法、断点回归设计、工具变量估计等。实际上，这些都可以归结为工具变量估计的思想：找到外生的影响医保参保的因素，利用这个因素导致的医疗保险参保的扩张来研究医保对这些参保个人健康的影响，即研究医保对这些服从者（Complier）的影响。这里的关键就在于这个"外生的影响因素"是否真正外生。倍差法中常用到的外生变量是时间（或政策实施与否的哑变量），但时间往往与医学技术进步或其他相关公共政策联系，例如，Hanratty（1996）的倍差法研究设计就不能完全排除健康的提高可能是来自同时的医学技术进步。在利用医保特殊政策进行研究的时候，更应该考虑政策与方法的融洽。例如，Card 等（2004）在采用断点回归设计研究 Medicare 对死亡率影响的时候就没有排除 RD 要求的初始健康状态平滑的前提条件，进而在 Card 等（2008）正式发表时删除了相关 Medicare 对健康影响的内容，而 Card 等在 2009 年的研究中改为对亚群样本（急诊人群）进行研究。再如，黄枫和吴纯杰（2009）对医保影响中国城镇老人死亡率进行研究时，利用宏观的分类平均参保率作为工具变量发现老人参保状态内生，进而采用工具变量方法进行估计，但令人困惑的是黄枫和甘犁（2010）在采用几乎完全相同的样本研究时，又基于考虑样本中城镇老人医保状态是以年轻时劳动关系为基础而进行了参保状态外生性假设，进而在后面的估计中完全忽略了医保内生性问题。当然，自然实验研究本身的社会性就决定了对它识别存在的可能潜在争议，因此进行更多角度和大量的科学研究可能是解决争议的唯一办法。

（4）本章节的贡献

从上述文献看，由于医疗保险与人体健康交互影响，并且一些可观测的和不可观测的个人特征因素也可能会共同影响参保行为和个人健康，不同的研究采用了不同的识别方法从不同的角度估计了各种医疗保险对不同人群健康状况的影响，尽管没有得到统一的结论，但是一些显著的正向结果确实找到了扩大医疗保险覆盖面有助于提高人们健康水平的有力证据（潘杰等，2011）。由于各国卫生体制差异很大，国外经验不一定符合中国实情，特别是由于经济发展程度的限制，中国社会医疗保险项目提供的卫生服务包并不丰富，在目前中国关注此类问题文章有限的情况下，中国现行的三大医疗保险（城市职工医疗保险、城镇居民基本医疗保险和新农合）到底对各个年龄段人群有没有显著影响？尤其是尚未见有对（截至 2010 年底）覆盖近 2 亿中国城镇人口的城镇居民基本医疗保险（以下简称"城居保"）进行的相关因果研究。本章的研究将弥补之前文献的不足。

5.3 城镇居民基本医疗保险制度背景概述与数据

5.3.1 城镇居民基本医疗保险制度

（1）制度建立

1998 年中国在全国范围建立城职保制度，2002 年提出建立新农合医疗制度，2005 年明确开展城乡医疗救助工作，但是大量的城镇非就业人员被排斥在社会医疗保障体系之外。中共中央十六届六中全会通过的《关于构建社会主义和谐社会若干重大问题的决定》做出了将"覆盖城乡居民的社会保障体系基本建立"作为"构建社会主义和谐社会的目标和主要任务"之一。为实现这一目标，2007年国务院决定在79个城市启动城居保试点，2008年新增229个试点城市，并于2009年在全国推开。2007年国务院20号文件《国务院关于开展城镇居民基本医疗保险试点的指导意见》（以下简称《20号文件》）对其实施制定了以下3个原则：①自愿参保；②重点保障城镇非从业居民的大病医疗需求；③中央确定基本原则和主要政策，地方制定参保范围、筹资水平等具体办法。与新农合为避免逆向选择要求以户为参保单位的参保政策不同，城居保没有对个人参保进行限制。从2007年开展试点以来，城居保覆盖人群数持续增加，2007～2010年参保人数分别为0.43亿人、1.18亿人、1.81亿人和1.95亿人，成为中国"全民医保"制度体系的重要制度基础（国务院城镇居民基本医疗保险试点评估专家组，2011）。

（2）参保范围

根据《20号文件》规定，城居保的参保范围为"不属于城职保制度覆盖范围的中小学阶段的学生（包括职业高中、中专、技校学生）、少年儿童和其他非从业城镇居民"。在2007年试点展开时，各地对参保对象的规定并不相同，主要是对城镇居民中未参加城职保的灵活就业人员、劳动年龄未就业人员、不具有城市户籍的农民工及其子女、当地农村户籍居民，以及在校大学生是否纳入参保范围的规定不同。但随着国家明确建立了覆盖全民的医保制度目标，各地逐年扩大参保范围，截至2010年底，除少部分地区未将当地农民和不具有城市户籍的农民工纳入参保范围外，各地几乎都已将上述群体全部纳入。

（3）筹资机制

城居保的筹资来源主要是个人缴费和政府补助。其中，政府补助来自中央、省级和地方三级政府。城居保具体的筹资水平和地方政府补助水平由地方根据当地居民家庭和财政负担能力确定，但中央政府规定了最低补助额度：2007年规定各地政府最低补助不少于人均40元，到

2010 年达到 120 元。在地方实行中，一般还按人群（未成年人、老年人和从业居民）规定了不同政府补助标准和筹资标准。总的筹资水平呈东、中、西部逐渐递减的趋势（朱俊生，2009）。

从 79 个试点城市上报数据看，2007～2010 年成年人平均筹资水平分别为 219 元、231 元、242 元和 274 元，其中各级财政补助分别为 74 元、94 元、97 元和 120 元，分别占筹资水平的 34%、41%、40% 和 44%；学生儿童平均筹资水平分别为 101 元、111 元、124 元和 160 元，其中各级财政补助分别为 56 元、80 元、86 元和 117 元，分别占筹资水平的 55%、72%、69% 和 73%（国务院城镇居民基本医疗保险试点评估专家组，2011）。

（4）保障范围

根据《20 号文件》规定，城居保重点保障城镇非从业居民的大病医疗需求，基金重点用于参保居民的住院和门诊大病医疗支出。因此，大部分地区在 2007 年实行初期只针对住院和大病门诊进行保障，但根据人保部门的部署政策，越来越多的地区开始将普通门诊纳入保障范围（黎成等，2010）。

由于筹资水平不同，各地对医疗费用自付比例、起付标准和最高支付限额的规定也不尽相同。除跨地区差异外，各地通常还根据就医的医疗机构等级对自付比例和起付标准再进行区别，级别越高的医疗机构自付比例通常越高，而起付标准通常越低。从时间趋势看，随着筹资水平提高，城居保各地自付比例和起付标准逐年降低，而最高支付限额呈增高趋势。

5.3.2 城居保入户调查数据（URBMIS）

本书采用个人层面的 2007～2010 年追踪调查数据进行研究。它来源于城镇居民基本医疗保险入户调查（Urban Resident Basic Medical Insurance Survey，URBMIS）。从 2007 年起，受国务院城居保试点评估专家组委托，北京大学中国卫生经济研究中心课题组在 79 个城居保试点城市中选取内蒙古自治区包头市、吉林省吉林市、浙江省绍兴市、福建省厦门市、山东省淄博市、湖南省常德市、四川省成都市、青海省西宁市和新疆维吾尔自治区乌鲁木齐市 9 个代表性城市开展国务院城居保试点评估入户调查工作（Lin et al.，2009；林莞娟等，2011）。该调查的主要目的是对城居保制度运行状况、居民健康和医疗保障情况进行评估。通过多阶段、概率与规模成比例抽象（Probability Proportionate to Size Sampling，PPS）方法确定了大约 11800 户家庭，约 32000 个调查对象。调查从 2007 年开始，每年进行一次，已获得 2007～2010 年共 4 年的数据。调查收集了被访者个人基本情况、健康及行为状况、医疗保险状态和医疗服务利用，以及家庭经济情况等方面翔实的信息。

基线实地调查在 2007 年 11 月底展开，共调查了 42 个区（县），102 个街道，106 个居委会，成功入户 11674 户、32989 人。2008～2010 年在基线实地调查基础上进行追踪调查，考虑住户迁徙、无人在家、拒访等失访情况，每年在 9 个城市遵从基线调查的随机群体样本抽样程序进行适当的补充抽样。关于数据每年收集的有效样本、所涉及的家庭数，以及历年的家庭回访率的描述详见表 5－1。2008 年 11 月展开第 1 轮跟踪调查，合计有效访问 11099 户、32202 人，个人随访率为 79.25%；2009 年 11 月展开第 2 轮跟踪调查，有效访问 11260 户、31646 人，个人随访率为 78.45%；第 3 轮跟踪调查于 2010 年 11 月展开，有效访问 11105 户、30496 人，个人随访率为 87.04%（见表 5－1）。

表 5－1　城镇居民基本医疗保险入户调查基本信息

调查轮数	调查时间	有效样本（人）	涉及的家庭数（户）	随访率（%）
1	2007 年 11 月	32989	11674	—
2	2008 年 11 月	32202	11099	79.25
3	2009 年 11 月	31646	11260	78.45
4	2010 年 11 月	30496	11105	87.04

URBMIS 四年的原始数据共有 127333 个样本。我们选择的是符合城居保参保资格的样本进行研究。对于是否符合资格的界定，本章是基

于 9 城市 2007～2010 年城居保的相关文件并咨询地方城居保管理机构进行的筛选，其中由于大部分城市每年都在扩大参保范围，因此是否符合资格是根据各个人群当年的参保资格信息进行的选择。由于儿童的健康状况与成年人不同，我们选取年龄在 18 岁以上的成年人样本，并且去除了在读学生（大学生）和残疾人。本研究使用的有效样本包含了 8822 户，16405 人，4 年样本共计 31145 个。

自评健康是本章主要用到的衡量健康的指标，分别采用连续变量和虚拟变量的形式。变量"健康状态"是连续变量，取值 1～5，分别表示受访者在回答"总的来说，您如何评价自己过去一个月内的健康状况"时选择"很差"、"差"、"一般"、"好"或"很好"；我们根据这个健康变量生成了"健康好"的虚拟变量，选择"好"或"很好"取值为 1，否则取值为 0[①]。

自评健康是相关文献（Lurie 等，1986；Wang 等，2009；吴联灿和申曙光，2010；Finkelstein 等，2011）中最常使用的健康代理变量。正如雷晓燕等（2010）总结的：尽管自评健康的指标如 Strauss 和 Thomas（1998）指出的那样具有主观性的缺陷，但是 Idler 和 Benyamini（1997）等人通过总结和对比二十多年与自评健康相关的文献指出，自评健康是预测死亡及其他身体状况独立和重要的指标，在一定程度上甚至比其他客观指标更全面准确。因为自评健康不仅反映了个体对现有疾病严重程度的认知与判断，而且反映了那些没有被诊断出来但却已经有症状的疾病。大量的相关文献（Mossey 和 Shapiro，1982；Grand 等，1990；Appels 等，1996；Sundquist 和 Johansson，1997；Yu 等，1998；Greiner 等，1999；McGee 等，1999；Burstrom 和 Fredlund，2001；Kawada，2003；DeSalvo 等，2006）也得到了相同的结论。不仅如此，由于健康是一个多维度的概念，即使数据中存在客观健康因素，如血压指标或者 ADL 等健康量表，也不一定能很好地说明真实的身体健康状况。所以即使存

---

① 我们还采用了其他多种划分方式，包括只是将"好"作为虚拟变量，相关的估计结果与报告的相似。

在客观健康指标，一些学者也会偏向于使用自评健康，如 Deaton 和 Paxson（1998），他们使用拥有很多客观健康指标的 NHIS 数据和 PSID 数据，但是却仅仅使用了自评健康来做分析。除了 Idler 和 Benyamini（1997）所提到的原因外，更重要的是，一些客观健康指标如 ADL 等只对高龄老人有差异，对相对年轻的人群来说并非为很好的衡量指标。鉴于以上原因，本章主要采用自评健康作为健康的衡量指标①。当然，使用自评健康使得我们对结果的阐释必须要小心，因为自评健康是客观健康与主观心理健康的综合体，是对个体身体状况的基本描述。至于医疗保险通过何种渠道影响自评健康，是通过影响心理还是某方面的客观健康，在本章后面还会进一步讨论。

5.4 数据描述和基本模型回归估计结果

5.4.1 数据描述

表 5 - 2 给出了相关变量的描述统计分析结果。城镇全体成年居民（调查全样本）② 与具有城居保参保资格的成年人群比较，无论是自评健康、慢性病、EQ5D 等健康指标，还是收入、教育、从业状态，具有城居保参保资格的人群表现都要差。值得强调的是，尽管健康状态不好，但是该人群在卫生服务利用上却较少，这表明城居保人群确实是城镇人口中健康状态和经济社会状态（SES）较差的，也是面对疾病风险最缺乏抵御能力的人群。

在具有参保资格的人群中，未参保人群在自评健康、慢性疾病、EQ5D 等健康指标上都要较参保人群好。在卫生服务方面，参保人群利用更多。但从人口特征看，未参保人群的平均年龄较参保人群年轻约 7 岁。在社会经济状况表现上，两个人群在收入上差异不大，但是未参保

---

① 另外，我们也发现数据中自评健康状况随着年龄增长平滑地下降，这样的结果非常符合我们的直觉，也间接说明用自评健康来反映人的身体状况有一定的合理性。

② 为与"具有城居保参保资格的人群"对比，这里"城镇全体居民"只包括成年居民，且对应去除了在读学生（大学生）和残疾人。

人群教育程度和职业状态明显高于参保人群①。健康行为方面，参保人群好于未参保人群。

表 5 – 2　数据描述

	全样本	具有城居保参保资格人群	参加城居保人群	具有城居保参保资格但未参保人群
健康状态	3.63	3.52	3.60	3.47
健康好（是 =1）	0.56	0.51	0.55	0.48
高血压（是 =1）	0.23	0.23	0.14	0.29
心血管疾病（是 =1）	0.08	0.10	0.06	0.12
糖尿病（是 =1）	0.04	0.04	0.02	0.05
中风或脑血管病（是 =1）	0.01	0.02	0.01	0.02
关节炎或风湿病（是 =1）	0.03	0.03	0.03	0.04
慢性病（是 =1）	0.29	0.29	0.22	0.34
EQ5D 得分	0.96	0.94	0.95	0.94
行动问题（是 =1）	0.05	0.08	0.06	0.08
自我照顾问题（是 =1）	0.02	0.03	0.02	0.03
平常活动问题（是 =1）	0.04	0.06	0.04	0.07
身体疼痛（是 =1）	0.14	0.18	0.15	0.20
焦虑（是 =1）	0.08	0.11	0.10	0.11
两周内患病（是 =1）	0.19	0.19	0.15	0.22
两周内患病次数（次）	0.14	0.13	0.10	0.16
卫生服务利用				
过去一年主动健康体检（是 =1）	0.45	0.29	0.25	0.32
两周内看医生（是 =1）	0.08	0.08	0.06	0.09
两周内最近一次门诊总开销（元）	91.04	89.57	52.89	114.10
两周内最近一次门诊个人开销（元）	48.52	67.75	51.15	79.09
两周内最近一次门诊三级医院就医	0.02	0.02	0.01	0.02
过去一年住院（是 =1）	0.07	0.06	0.04	0.07

① 在比较职业状态时，按照中国国情，我们进行了正式员工优于临时工或钟点工的假设。

106

	全样本	具有城居保参保资格人群	参加城居保人群	具有城居保参保资格但未参保人群
最近一次住院总开销（元）	532.50	360.71	204.28	467.18
最近一次住院总开销报销金额（元）	269.15	87.67	17.12	135.34
两周内最近一次住院个人开销（元）	215.98	235.51	182.17	272.10
最近一次住院前往 3 级医疗机构	0.04	0.03	0.02	0.03
本年患病造成家庭经济负担严重（是 = 1）	0.21	0.28	0.26	0.28
最近一次门诊造成家庭经济负担严重（是 = 1）	0.06	0.09	0.06	0.10
城居保（参加 = 1）	0.19	0.60	0.00	1.00
控制变量				
女性（是 = 1）	0.52	0.61	0.56	0.64
年龄（岁）	49.50	48.91	44.45	51.94
本地人（是 = 1）	0.95	0.98	0.99	0.98
农业户口（是 = 1）	0.07	0.06	0.03	0.08
家庭人均收入（元/月）	1116.77	739.17	740.25	738.44
教育程度				
小学及以下（是 = 1）	0.22	0.31	0.23	0.35
初中（是 = 1）	0.30	0.34	0.33	0.34
高中（是 = 1）	0.29	0.27	0.31	0.24
大专本科及以上（是 = 1）	0.19	0.09	0.12	0.06
婚姻状况				
未婚（是 = 1）	0.08	0.10	0.15	0.07
已婚（是 = 1）	0.83	0.77	0.74	0.79
离婚或丧偶（是 = 1）	0.09	0.12	0.10	0.14
民族				
汉（是 = 1）	0.94	0.91	0.92	0.90
民族缺失（是 = 1）	0.01	0.01	0.01	0.01
从业状况				
正式员工（是 = 1）	0.27	0.07	0.07	0.06
临时工或钟点工（是 = 1）	0.12	0.18	0.21	0.15
个体及自由职业者（是 = 1）	0.10	0.15	0.17	0.14
离退休（是 = 1）	0.29	0.12	0.08	0.15
无业（是 = 1）	0.21	0.46	0.44	0.48
从业状况缺失（是 = 1）	0.01	0.02	0.02	0.02

	全样本	具有城居保参保资格人群	参加城居保人群	具有城居保参保资格但未参保人群
低保户（是=1）	0.07	0.16	0.12	0.19
抽烟（是=1）	0.23	0.21	0.25	0.18
喝酒（是=1）	0.29	0.22	0.25	0.20
经常喝酒（是=1）	0.06	0.05	0.06	0.04
样本数（个）	99071	31145	12578	18567

从健康状态的简单比较上，似乎参加城居保给个人健康带来了负影响，但是由于两个人群在年龄、社会经济状态和健康行为方面的表现差异都很大，这些因素都可能是导致未参保人群健康状况优于参保人群的原因。那么，两个人群在排除其他可观测因素干扰后的关系还有待进一步地考察。本章下一个部分将就健康与城居保的相关关系展开进一步分析。

5.4.2　计量模型与估计结果

根据 Grossman（1972）的健康生产函数理论，人们的健康主要由健康影子价格（工资、医疗服务价格）、折旧率（年龄）、教育、工作时间等因素决定。对参保人而言，保险自然是影响医疗服务价格的重要因素，因此可以通过医疗影子价格将医保变量引入健康生产函数，从而导出健康生产函数直接包含医保变量的简化方程（reduced form equation）。再参照国际相关文献（如 Finkelstein 等，2012），本书关于个人健康与医保关系的基本模型设定如下：

$$y_{ict} = URBMI_{ict}\beta_0 + X_{ict}^{'}\beta_1 + \varepsilon_{ict} \tag{5-1}$$

其中，i 指代个人，c 指代个人所在城市，t 指代时间。y_{ict} 衡量了 t 年 c 城市中个人 i 的自评健康，$URBMI_{ict}$ 指代个人 i 是否参加城镇居民基本医疗保险，X_{ict} 为一系列的个人特征变量。参照相关文献，在本书的

研究中 X_{ict} 包括了个人年龄、性别、教育程度、婚姻状态、是否为本地人、户口类别、民族、工作状态、家庭收入、是否抽烟、是否喝酒,以及城市和年份的虚拟变量。ε_{ict} 为个人层面的误差项。$URBMI_{ict}$ 的系数 β_0 是我们首要关心的参数,它给出了处理组(参保个人)和控制组(未参保个人)在健康上的平均差异。

表 5 – 3 分别给出了全部样本对"健康状态"变量和"健康好"虚拟变量的 OLS 回归模型和固定效应(FE)模型的估计结果。参照相关文献,模型中控制了一系列反映人口、社会经济状态的个人异质特征变量,包括年龄、性别、教育、婚姻、工作、收入,以及城市、年份虚拟变量等。

OLS 模型假设个人参保状态外生,即参保不会受到健康的反向影响,也不存在共同影响二者的不可观测因素。估计结果显示,城居保的估计系数都在 1% 水平上显著为负,城居保与个人"健康状态"0.041 个单位的降低,以及报告"健康好"的概率 2.1 个百分点的下降相关。

FE 模型则利用了 URBMIS 数据的长期固定追踪特点,排除可能共同影响个人健康和参保状态且随时间不变的不可观测因素的影响后进行估计。结果显示,排除不可观测"固定效应"后,城居保的估计系数变得非常小且在 10% 水平上失去显著性。

OLS 模型假设城居保外生,FE 模型假设排除不可观测的"固定效应"后城居保外生,然而有必要指出的是,过去的研究都倾向于否定以上两个假设。医保可能通过直接或间接方式影响健康,自身健康的好坏反过来也会影响个人参保,并且一些不可观测的(如基因、时间偏好等)个人特征因素也可能会同时影响二者。因此,OLS 模型可能只是针对相关关系的估计,显著为负的结果表明居民参保可能存在显著的"逆向选择",而不显著、接近 0 的 FE 模型估计结果则表明不可观测的"固定效应"确实导致了 OLS 模型的低估,但仍无法厘清健康与参保之间的交互关系。因此,以上结果可能都不是对城居保影响健康因果关系的一致性估计,这是下面 IV 模型希望解决的主要问题。

表 5 – 3　OLS 和 FE 模型回归结果

	OLS		FE	
	健康状态	健康好	健康状态	健康好
城居保	– 0.041 ***	– 0.021 ***	– 0.008	– 0.000
	(0.012)	(0.006)	(0.019)	(0.011)
30～40 岁	– 0.038 **	– 0.033 ***	– 0.048	0.019
	(0.018)	(0.011)	(0.054)	(0.034)
40～50 岁	– 0.234 ***	– 0.124 ***	– 0.128 *	– 0.020
	(0.021)	(0.011)	(0.071)	(0.042)
50～60 岁	– 0.437 ***	– 0.231 ***	– 0.152 *	– 0.026
	(0.023)	(0.013)	(0.085)	(0.049)
60～70 岁	– 0.539 ***	– 0.279 ***	– 0.129	– 0.016
	(0.027)	(0.014)	(0.101)	(0.057)
70～80 岁	– 0.676 ***	– 0.326 ***	– 0.197 *	– 0.075
	(0.031)	(0.016)	(0.117)	(0.063)
80 岁及以上	– 0.658 ***	– 0.319 ***	– 0.213	– 0.058
	(0.043)	(0.021)	(0.139)	(0.076)
女性	– 0.011	– 0.007	– 0.089	– 0.019
	(0.014)	(0.007)	(0.062)	(0.033)
初中	0.035 **	0.001	0.002	– 0.005
	(0.016)	(0.008)	(0.028)	(0.016)
高中	0.093 ***	0.027 ***	0.062 *	0.006
	(0.018)	(0.009)	(0.036)	(0.020)
大学及以上	0.097 ***	0.033 **	0.024	– 0.002
	(0.024)	(0.013)	(0.058)	(0.035)
已婚	– 0.006	0.000	– 0.123 **	– 0.038
	(0.020)	(0.011)	(0.052)	(0.031)
离异或丧偶	0.014	0.006	– 0.131 **	– 0.044
	(0.028)	(0.015)	(0.065)	(0.036)
本地	– 0.018	– 0.015	0.074	0.029
	(0.040)	(0.022)	(0.078)	(0.043)
农业户口	– 0.024	– 0.025 **	– 0.151 ***	– 0.130 ***
	(0.023)	(0.012)	(0.036)	(0.022)

续表

	OLS		FE	
	健康状态	健康好	健康状态	健康好
非汉族	0.019	0.014	-0.017	0.036
	(0.022)	(0.012)	(0.065)	(0.031)
收入分层 20%~40%	0.103***	0.045***	0.073***	0.035***
	(0.014)	(0.007)	(0.019)	(0.011)
收入分层 40%~60%	0.137***	0.070***	0.064***	0.029**
	(0.015)	(0.008)	(0.024)	(0.013)
收入分层 60%~80%	0.250***	0.118***	0.188***	0.085***
	(0.019)	(0.010)	(0.031)	(0.017)
收入最高 20%	0.265***	0.122***	0.154***	0.075***
	(0.023)	(0.012)	(0.039)	(0.022)
非正式工作	-0.034	-0.008	0.023	0.026
	(0.022)	(0.012)	(0.037)	(0.022)
个体及自由职业者	0.066***	0.056***	0.069*	0.077***
	(0.022)	(0.012)	(0.039)	(0.023)
退休	-0.065**	-0.046***	0.060	0.031
	(0.028)	(0.014)	(0.047)	(0.025)
无业	-0.123***	-0.054***	0.002	0.015
	(0.022)	(0.012)	(0.036)	(0.021)
低保户	-0.219***	-0.098***	-0.060**	-0.035**
	(0.017)	(0.008)	(0.027)	(0.015)
抽烟	0.038**	0.016*	0.013	0.027*
	(0.015)	(0.008)	(0.028)	(0.016)
经常喝酒	0.095***	0.026*	0.053	0.007
	(0.025)	(0.014)	(0.041)	(0.023)
N	31145	31145	31145	31145
R-squared	0.175	0.143	0.027	0.021

注：括号内报告的是在个体层面聚类（Cluster）调整的标准差；***、**、*分别对应1%、5%、10%的置信水平。其他控制变量包括民族缺失、抽烟缺失以及一系列的城市和年份虚拟变量。

5.5　工具变量模型估计结果

前面分析了个人健康与城居保参保之间的相关关系，但我们更感兴趣的是参加城居保是否对个人健康产生因果影响。本部分将利用政府补助比例在各地的差异导致的城居保参保的不同这一"自然实验"来识别城居保对参保个人健康的影响。

5.5.1　工具变量

本章采用分年分城市针对不同的城居保参保人群的政府补助占当年当地的城居保总筹资比例作为个人是否参加城居保的工具变量，具体定义为：

$$Pro_{jct} = \frac{Subsidy_{jct}}{Subsidy_{jct} + Premium_{jct}} \times 100\% \qquad (5-2)$$

其中，Pro 代表政府补助比例，$Subsidy$ 代表政府对城居保的总补助，$Premium$ 代表个人缴纳的保费，j 代表个人所属的年龄组别，c 代表城市，t 代表时间。例如，$Subsidy_{jct}$ 代表第 t 年城市 c 政府对 j 组人群参加城居保的总补助。年龄的分组主要是按照政府补贴依据的标准来划分，其中主要分为 18～55/60 岁和 55/60 岁以上两个年龄组人群。

正如本章第二部分所讲，各个地区各年对个人参加城居保的政府补助存在差异，因此政府补助比例也不同。2007～2010 年政府补助比例最低的城市为 14.06%，最高的为 75%，平均值为 33.87%，变异系数为 40.59%。部分地区在不同年龄组别间的补助也有差异，比如淄博市 2007 年对于男满 60 周岁、女满 55 周岁人群的补贴比例为 45.5%，而对低年龄人群的补贴较低，为 27.3%。

5.5.2　补助的约简影响

在进行工具变量回归之前本章首先考察了政府补助对个人的约简影响（Reduced - form Subsidy Effects）。本章采用了以下方程来进行估计：

$$y_{ict} = X_{ict}^{'} \pi_1 + PROPORTION_{jct} \pi_0 + v_{ict} \qquad (5-3)$$

其中 $PROPORTION_{ict}$ 为 t 年 c 城市为 j 年龄组人群参加城居保的政府补助比例。变量 $PROPORTION_{ict}$ 的系数 π_0 就是政府补助对个人健康的约简影响。表 5-4 展示了约简形式的回归结果，显示政府补助比例与个人健康存在非常强的正向相关关系，（1% 政府补助比例的提高与自评健康 0.159 个单位的增加和报告非常健康概率 7% 的提高显著相关）。当然，约简形式的回归结果并没有识别约简影响中的多大部分是政府补助通过城居保影响到个人健康，但确实给我们提供了城居保可能正向促进个人健康的间接证据。

表 5-4   约简形式的回归结果

	不具有参保资格人群		具有参保资格人群	
	健康状态	健康好	健康状态	健康好
政府补助比例	0.045	0.104	0.159 ***	0.070 **
	(0.119)	(0.066)	(0.052)	(0.027)
N	4730	4730	31145	31145
R - squared	0.151	0.115	0.173	0.141

注：（1）回归中还控制了年龄、性别、教育程度、婚姻状态、本地户籍、户口、民族、收入分层、工作状态、低保户、抽烟、喝酒，以及一系列的城市和年份虚拟变量。（2）括号内报告的是在个体层面聚类调整的标准差；*** 、** 、* 分别对应 1% 、5% 、10% 的置信水平。

5.5.3　工具变量的有效性

如同所有采用工具变量的识别策略进行因果影响识别的文献，研究结果的可信性取决于工具变量是否满足两个条件。

第一个条件是工具变量是否与内生变量存在显著的偏相关（partially correlated）。在本章中，政府补助比例是否与个人参保行为之间存在高度相关。本章认为，政府补助比例与个人参保状态应该呈正相关关系，因为政府补助比例越高，个人缴纳的保费比例就越低，那么个人就更会受到激励参加城居保。进一步的，本章通过以下方程来进行一阶段估计：

$$URBMI_{ict} = X_{ict}^{'}\delta_1 + PROPORTION_{jct}\delta_0 + \mu_{ict} \tag{5-4}$$

其中，δ_0 为本章关心的一阶段影响。表 5 - 4 的第 5 列报告了对 δ_0 的估计。回归中的控制变量与之前的 OLS、FE 和约简式回归保持相同。由于我们采用了 Staiger 和 Stock（1997）的方法进行弱工具变量检验，表 5 - 3 还报告了工具变量的 F 统计量。从估计结果看，与我们的预期保持一致，在控制其他外生变量的情况下，政府补助比例在 1% 水平上与个人参加城居保的概率呈显著正相关关系。同时，工具变量的 F 统计量超过了 10% 水平误差容忍的临界值 16.98（Stock 和 Yogo，2002），意味着本章使用的工具变量通过了弱工具变量检验。

IV 有效的第二个条件是工具变量外生，即在本章中，政府补助比例必须外生于个人参保，即政府补助比例只是通过参保行为影响个人健康。相关文献认为个人对其所在城市参保政策影响很小，因此都采用了相似的地区参保政策作为个人参保状态的 IV（Goldman 等，2001；Bhattacharya 等，2003）。本章用到的政府补助比例看起来也很难受到个人的影响，但是这里有必要进行两方面的强调：第一，由于政府对城居保参保的补助规定来自中央政府，由地方政府具体制定细则，所以本章认为具有参保资格的个人很难直接对参保政府补助比例产生直接影响。第二，是否存在不可观测的城市因素可能共同影响到当地的城居保财政补助政策和个人健康。关于这一点，本章在模型当中加入了地区和时间虚拟变量以控制地区和时间对个人健康影响的差异，但是还是可能存在不可观测的因素共同影响二者，比如一些地方政府非常重视民生建设，一方面进行了非常多的公共卫生干预，另一方面同时提高了政府对参加医疗保险的补助比例。在这种情况下，个人健康水平的提高可能来自公共卫生的干预，而非参加医保所致。因此，为了进一步验证政府补助比例作为 IV 是否有效，本章采用了 Bhattacharya 等（2003）提出的一种间接验证方法来对本章的工具变量的外生性进行检验。本章针对不具有参保资格（且未参加城职保、新农合和公费医疗）的人群按照式（5-3）

进行了约简形式（Reduced - form）回归。由于不具有参保资格的人群不能参保，除非可能存在共同影响当地城居保财政补助政策和个人健康的不可观测的地区因素，政府补助比例就不应该对其健康状态产生影响。表 5 - 4 报告了约简形式的回归结果，与我们的预期相同，地方财政补助比例在 10% 水平上未对不具有参保资格的人群健康产生显著影响。这间接地支持了我们对政府补助比例外生的假设。

总的来讲，我们发现政府补助比例与个人参保显著相关，并且找到了政府补助比例外生的间接证据。下面本章将以其作为个人参保状态的工具变量来识别城居保对健康的影响。

5.5.4 两阶段最小二乘模型（2SLS）的估计结果

接着，本章以式（5 - 4）为第一阶段，采用最小二乘模型估计了式（5 - 1）。表 5 - 5 展示了采用政府补助比例作为个人参保状态工具变量对城居保健康效应进行回归估计的结果。本表的两列分别使用的是"健康状态"和"健康好"作为健康的衡量指标。可以看到，在修正了参保状态可能的内生性问题后，参与城居保在 5% 水平上显著。个人"健康状态"提高了 1.479 个单位，以及个人报告"健康好"的可能性提高了 64.6 个百分点。结果表明城居保确实对个人健康起到了正向影响。

表 5 - 5 2SLS 估计结果

	健康状态	健康好
城居保	1.479 **	0.646 **
	(0.610)	(0.303)
N	31145	31145
R - squared	- 0.291	- 0.180

注：（1）回归中还控制了年龄、性别、教育程度、婚姻状态、本地户籍、户口、民族、收入分层、工作状态、低保户、抽烟、喝酒，以及一系列的城市和年份虚拟变量。（2）括号内报告的是在个体层面聚类调整的标准差；*** 、** 、* 分别对应1%、5%、10% 的置信水平。

工具变量模型与 OLS 和 FE 模型估计结果差异很大，造成差异的可能原因有两个。第一，由于城居保自愿参保的政策，居民参保行为可能存在严重的"逆向选择"，尽管可能城居保对个人健康起到正向影响，但是由于"逆向选择"的作用更大，所以 OLS 估计的二者相关关系显著为负。FE 模型尽管没有排除健康与参保的交互关系，但是修正了由不可观测的"固定效应"带来的偏差，得到了二者无显著关系的估计结果。工具变量模型利用外生的政府补助比例，进一步地排除了参保的内生性问题，识别了城居保对个人健康的因果影响。这里，内生性问题的处理是造成不同模型估计结果差异的一个主要的可能原因。第二，本章的工具变量估计结果只是一个 Local Average Treatment Effects（LATE）估计，它只是针对参保行为受到城居保政府补助比例影响的人群，即对顺从者（Complier）的城居保健康效应的因果影响估计。由于人群的异质性，对不受补贴政策影响的人群，城居保对健康的平均影响可能较小，我们在后面部分还会就这个问题进行深入分析。除了以上原因外，测量误差可能也是造成 OLS 低估的原因。

5.6　进一步研究

5.6.1　城居保对不同人群的影响

既然城居保对城镇成年人的健康产生影响，那么这个影响在不同人群中会有较大差别吗？接下来一个很直观的推测是，城居保的健康效应对那些社会经济状态差的人群影响是不是较对经济状态好的人群更大。我们构建了城居保与不同收入分成、不同教育水平和代表农民工人群的变量的交叉项来验证上述假设。另外，我们还考察了城居保对不同年龄的人群可能存在的异质影响。

表 5 - 6 展示了对应的 2SLS 模型结果。如我们的推测，城居保对参保个人的健康促进作用随着收入的提高而越来越小，如人均家庭收入最

表 5 - 6　城居保对不同人群健康的影响

	健康状态	健康好	健康状态	健康好	健康状态	健康好	健康状态	健康好
城居保	2.114*** (0.721)	0.902** (0.352)	1.504*** (0.573)	0.649** (0.295)	1.486** (0.615)	0.646*** (0.305)	1.624** (0.633)	0.826*** (0.326)
城居保 × income2	-0.494*** (0.185)	-0.152* (0.090)						
城居保 × income3	-0.695*** (0.177)	-0.284*** (0.086)						
城居保 × income4	-0.924*** (0.189)	-0.429*** (0.095)						
城居保 × income5	-1.008*** (0.248)	-0.462*** (0.122)						
城居保 × 初中			-0.417** (0.178)	-0.080 (0.089)				
城居保 × 高中			-0.683*** (0.192)	-0.139 (0.098)				
城居保 × 大学及以上			-0.737*** (0.252)	-0.124 (0.138)				
城居保 × 教育缺失			-0.939 (1.376)	-0.302 (0.630)				
城居保 × 农民工					-1.003** (0.411)	-0.432** (0.209)		

续表

	健康状态	健康好	健康状态	健康好	健康状态	健康好	健康状态	健康好
城居保×中年							-0.073	-0.096 ***
							(0.051)	(0.027)
城居保×老年							-0.140 *	-0.136 ***
							(0.081)	(0.040)
income2	0.360 ***	0.120 **	0.083 ***	0.034 ***	0.075 ***	0.033 ***	0.073 ***	0.030 ***
	(0.102)	(0.049)	(0.018)	(0.010)	(0.021)	(0.010)	(0.021)	(0.011)
income3	0.475 ***	0.206 ***	0.081 ***	0.043 ***	0.073 **	0.042 ***	0.069 **	0.038 **
	(0.096)	(0.047)	(0.028)	(0.015)	(0.032)	(0.016)	(0.033)	(0.017)
income4	0.750 ***	0.352 ***	0.213 ***	0.101 ***	0.208 ***	0.100 ***	0.205 ***	0.096 ***
	(0.111)	(0.056)	(0.026)	(0.014)	(0.029)	(0.014)	(0.030)	(0.015)
income5	0.857 ***	0.393 ***	0.271 ***	0.128 ***	0.284 ***	0.131 ***	0.286 ***	0.134 ***
	(0.143)	(0.070)	(0.028)	(0.014)	(0.031)	(0.015)	(0.032)	(0.016)
初中	0.018	-0.007	0.311 ***	0.053	0.029	-0.001	0.025	-0.005
	(0.022)	(0.011)	(0.118)	(0.059)	(0.020)	(0.010)	(0.021)	(0.010)
高中	0.080 ***	0.021 *	0.522 ***	0.114 *	0.096 ***	0.029 **	0.095 ***	0.028 **
	(0.025)	(0.012)	(0.125)	(0.062)	(0.023)	(0.011)	(0.024)	(0.012)
大学及以上	0.129 ***	0.046 **	0.575 ***	0.133 *	0.160 ***	0.061 ***	0.163 ***	0.066 ***
	(0.042)	(0.021)	(0.152)	(0.079)	(0.040)	(0.020)	(0.041)	(0.021)
教育缺失	0.240	0.053	0.720	0.194	0.182	0.029	0.182	0.027
	(0.155)	(0.068)	(0.729)	(0.342)	(0.137)	(0.062)	(0.143)	(0.068)

续表

	健康状态	健康好	健康状态	健康好	健康状态	健康好	健康状态	健康好
农民工					0.295 (0.240)	0.106 (0.121)		
30~40 岁	-0.122 *** (0.044)	-0.070 *** (0.022)	-0.076 ** (0.032)	-0.060 *** (0.017)	-0.116 *** (0.041)	-0.067 *** (0.021)	-0.126 *** (0.043)	-0.079 *** (0.023)
40~50 岁	-0.431 *** (0.082)	-0.210 *** (0.040)	-0.337 *** (0.057)	-0.188 *** (0.030)	-0.412 *** (0.077)	-0.202 *** (0.038)	-0.406 *** (0.079)	-0.193 *** (0.040)
50~60 岁	-0.776 *** (0.134)	-0.380 *** (0.066)	-0.630 *** (0.093)	-0.342 *** (0.049)	-0.735 *** (0.125)	-0.362 *** (0.062)	-0.720 *** (0.127)	-0.338 *** (0.065)
60~70 岁	-1.002 *** (0.181)	-0.481 *** (0.088)	-0.837 *** (0.132)	-0.436 *** (0.068)	-0.945 *** (0.169)	-0.456 *** (0.083)	-0.934 *** (0.171)	-0.439 *** (0.087)
70~80 岁	-1.111 *** (0.172)	-0.516 *** (0.084)	-0.955 *** (0.126)	-0.473 *** (0.065)	-1.057 *** (0.160)	-0.492 *** (0.079)	-1.023 *** (0.167)	-0.461 *** (0.084)
80 岁及以上	-0.994 *** (0.145)	-0.466 *** (0.070)	-0.851 *** (0.105)	-0.432 *** (0.054)	-0.968 *** (0.136)	-0.454 *** (0.067)	-0.911 *** (0.149)	-0.408 *** (0.075)
N	31145	31145	31145	31145	31145	31145	31145	31145

注：(1) income2、income3、income4、income5 分别指代收入分层中处于 20%~40%、40%~60%、60%~80%，以及最高的 20% 人群。(2) 回归中还控制了婚姻状态、户口、民族、本地户籍、工作状态、低保户、喝酒、抽烟，以及一系列的城市和年份虚拟变量。(3) 括号内报告的是在个体层面聚类调整的标准差；***、**、* 分别对应 1%、5%、10% 的置信水平。

高的 20% 人群受到的城居保健康效应要较最低的 20% 人群小 1.008 个单位的"健康状态",而报告"健康好"的可能性的影响也要低 46.2 个百分点。对不同教育水平人群影响的结果与分收入的结果类似,城居保的健康效应对教育程度较低的人群影响更大。农民工受到的城居保健康效应较城镇其他人口低。其中可能的原因是农民工群体流动性较大,而城居保的异地续保和结算等制度并不完善,这可能抑制了城居保对农民工群体健康的一部分正向作用。

表 5-6 最后两列报告的是城居保对处于不同生命周期阶段的个人健康的影响估计。按照 WHO(World Health Organization,1963)的标准将成年人分为三个年龄段:青年(18~45 岁)、中年(45~59 岁)及老年(60 岁以上)。从结果看,尽管交叉项对"健康状态"的影响仅对老年人在 10% 水平上显著,对报告"健康好"的系数却都在 1% 水平上显著,说明城居保的健康效应随年龄的增长效应也在减小。这可能在于参保带来的卫生服务利用的增加在边际上对老年人的边际效果可能要低于年轻人,而导致了健康效应随年龄的减弱。

总的来看,对不同人群健康影响的估计结果符合城居保的健康效应对那些经济状态差的人群影响更大的推测。

5.6.2 可能的影响渠道

在关于医保影响健康的研究中,一般都得到了医保提高了就医的财务可及性从而增加了医疗卫生服务,进而对参保个人的健康起到正向促进作用的结论(Bhattacharya 等,2003;Doyle,2005;Card 等,2009;Finkelstein 等,2011)。在文献当中,一般将由于医保增加的卫生服务利用分为就医的强度(Intensity)和质量(Quality)。本章就以下三个方面讨论可能的渠道:①财务可及性的提高,使得卫生服务的数量和质量提高;②医保改变个人健康行为;③疾病风险可能导致的财务风险得到保障,减少了个人心理压力。

表 5-7 展示了对应的 2SLS 模型回归结果。在卫生服务利用方面,城居保并没有对(过去一年)主动进行健康体检、(过去两周)门诊就

医、门诊就医医院等级、门诊费用、（过去一年）是否住院产生显著影响①，但是分别在 5% 和 10% 水平上显著提高了住院的医疗机构等级和增加了（最近一次）住院总医疗费用②。由于在对就医的医疗机构等级和就医费用的回归中加入了疾病的 ICD10 分类变量，本章认为不同疾病的异质性得到了很好控制，住院医疗机构等级的提高表明参保人群享受了更高质量的医疗服务。当然，医疗总费用的提高的原因有两方面，一方面是参保人群可能享受了更多或更高质量的服务，另一种可能是参保人群面临了更高的医疗价格。另外，由于城居保在 2010 年及以前，大部分城市并未将普通门诊纳入城居保统筹，因此健康检查和门诊卫生服务利用的不显著的结果符合政策设定。

进一步的，我们通过考察城居保是否增加了参保个人一年内主动健康体检来考察其是否对个人健康行为产生影响从而促进健康。由于样本城市城居保参保政策并没有提供免费健康体检，所以如果参加医疗保险使得人们更重视健康，可能就会提高个人主动体检次数。但从估计结果看，尽管城居保估计系数显著为正，但在统计上不显著，所以这个结果不能表明城居保确实改变了个人健康行为。

表 5 – 7 城居保影响健康的可能渠道回归结果

被解释变量	城居保	是否控制 ICD10	N
过去一年主动健康体检（是 = 1）	0.326 (0.229)		30299
两周内看医生（是 = 1）	0.195 (0.164)		31093
两周内最近一次门诊医疗机构等级	0.014 (0.265)	是	29720

① 表 5 – 7 展示的（过去一年）是否主动进行健康体检、（过去两周）是否门诊就医、（过去一年）是否住院的回归结果外，我们也对健康体检次数、门诊就医次数和住院次数进行了考察，得到的结果与表 7 中的结果一致，限于篇幅就没有在文中报告。

② 除了基本模型中控制的所有变量外，在针对就医医疗机构等级和就医费用的回归中，本书还对应加入了疾病的 ICD10 分类变量以控制不同病种的不同影响。考虑分年的通货膨胀，门诊费用和住院费用都通过 CPI 调整到 2010 年的物价水平。

被解释变量	城居保	是否控制 ICD10	N
两周内最近一次门诊到三级医院就医	0.078 (0.084)	是	29720
两周内最近一次门诊总开销	721.536 (924.412)	是	29461
两周内最近一次门诊个人开销	541.433 (474.187)	是	29010
过去一年住院（是=1）	0.078 (0.136)		31133
最近一次住院的医疗机构等级	0.165** (0.074)	是	30770
最近一次住院前往三级医疗机构	0.131** (0.066)	是	30770
最近一次住院总开销	3671.027* (1983.748)	是	30808
两周内最近一次住院个人开销	1926.269 (1235.045)	是	30624
今年患病造成家庭经济负担严重	-0.393 (0.252)		31145

注：（1）回归中还控制了年龄、性别、教育程度、婚姻状态、本地户籍、户口、民族、收入分层、工作状态、低保户、抽烟、喝酒，以及一系列的城市和年份虚拟变量。（2）括号内报告的是在个体层面聚类调整的标准差；***、**、*分别对应1%、5%、10%的置信水平。

对家庭医疗负担的结果看，尽管参保提高了个人住院的医疗费用和就医医疗机构等级，但是个人自付的医疗费用并没有得到显著提高，表明城居保在增加医疗卫生服务利用的同时并没有增加其自身的经济负担。但从"今年患病造成家庭经济负担严重"影响看，尽管城居保变量的回归估计系数为负，但在统计上也不显著，表明城居保并没有显著降低参保个人所在家庭整体就医的经济负担。

总的来讲，对城居保影响健康可能渠道分析中，我们找到了一些支持城居保提高了参保者卫生服务利用但并未增加其经济负担的证据，这与现有的文献得到的结果保持一致（Finkelstein 等，2011）。

5.6.3 对其他健康的更多影响

下面我们采用包括欧洲五维度健康量表（EQ5D）[①] 和慢性病患病情况等更多维度的健康指标来考察城居保对参保个人健康的影响。慢性病指被访者是否存在某种慢性疾病，为虚拟变量，1 为存在，0 为否。这里我们选用《中国卫生统计年鉴》中发病率最高的 5 种慢性病进行考察。由于本书的样本是全人群，大部分被访者在回答 EQ5D 问题时都报告不存在任何问题，因此本书还采用了文献中的做法（Wang et al.，2009），构建了 EQ5D 每个维度的虚拟变量，1 代表有些问题或存在严重问题，0 代表没有问题。

表 5 - 8　对其他更多健康指标的影响

被解释变量	城居保	N
EQ5D 得分	− 0. 131	11844
	(0. 086)	
存在任何问题（是 = 1）	0. 237	11844
	(0. 262)	
行动问题（是 = 1）	0. 306	11846
	(0. 195)	
自我照顾问题（是 = 1）	− 0. 029	11848
	(0. 107)	
平常活动问题（是 = 1）	0. 205	11848
	(0. 164)	
身体疼痛（是 = 1）	0. 387	11848
	(0. 253)	

① EQ5D 是测量健康结果的标准量表，可广泛使用在健康情况和治疗结果的测量中。它由欧洲生命质量项目研究组（European Quality of Life Project Group）共同开发。EQ5D 问卷由 3 个层次和 5 个领域组成，分别是行动、自我照顾、平常活动、疼痛/不舒服、焦虑/沮丧。在以上 5 个方面，受访者都被要求选择回答没有问题、有些问题或存在严重问题。它一般采用一定的参数结合以上 5 个维度得到一个单独的指数值，以对健康状态进行简明的描述性概括。

续表

被解释变量	城居保	N
焦虑（是＝1）	0.143 （0.193）	11848
高血压（是＝1）	0.637 ** （0.278）	30665
心血管疾病（是＝1）	－0.804 *** （0.274）	30665
高血糖或糖尿病（是＝1）	0.299 * （0.159）	30665
中风或脑血管疾病（是＝1）	－0.178 ** （0.082）	30665
关节炎或风湿病（是＝1）	0.231 （0.143）	30665

注：（1）回归中还控制了年龄、性别、教育程度、婚姻状态、本地户籍、户口、民族、收入分层、工作状态、低保户、抽烟、喝酒，以及一系列的城市和年份虚拟变量。（2）括号内报告的是在个体层面聚类调整的标准差；*** 、** 、* 分别对应1%、5%、10%的置信水平。

从对更多的健康指标的回归结果看[1]，城居保没有对 EQ5D 得分及其任一维度的虚拟变量产生显著影响，量表中所有变量的估计系数在10% 水平上都不显著。从对慢性病的影响看，结果很不一致。城居保显著增加了被访者报告"高血压"和"高血糖或糖尿病"的概率，但同时降低了被访者报告"心血管疾病"和"中风或脑血管疾病"的可能性。这里需要着重解释的是，一方面，EQ5D 五个维度对正常人群存在问题的就很少（其中，任一维度存在问题的在全样本中仅占23%），且 EQ5D 中的任一维度的问题本身在长期也很难治愈，城居保的健康效应可能并没有强到足以治愈它们；另一方面，未参保时缺少卫生服务使用可能使其对自身疾患情况缺乏了解，而参保后可能对慢性病患病情况得以确诊[2]。当然如同 EQ5D 中的问题，慢性病在长期也是很难治愈的。

---

① 表格由于篇幅限制没有报告，读者可向作者索取。
② 问卷的题干是"您是否患有经过医生诊断的慢性病？"。

在得到的结果中,有显著降低了被访者报告"心血管疾病"和"中风或脑血管疾病"的可能性,我们推测可能是这些疾病相对高血压、高血糖来说,更为急性和严重,需要日常进行控制的更少,可能城居保带来的更多医疗卫生服务对这些慢性病确实起到了一定的缓解作用。

5.7 本章小结

政府补助比例的差异为识别中国城镇居民基本医疗保险对个人健康的因果影响提供了一个非常好的"自然实验"。通过使用政府补贴比例 2SLS 回归估计,本章找到了城居保正向影响个人自评健康的证据,并且发现城居保对社会经济状态差的人群影响更大。进一步通过可能的影响渠道分析,我们找到了一些支持城居保提高了参保者卫生服务利用(提高了个人住院的费用和住院的医疗机构等级),但并未增加个人就医经济负担的证据。不过,通过更多的健康指标的回归结果发现,城居保对慢性病和 EQ5D 得分及其各个维度并没有产生一致的显著正向影响。

尽管本章的结果显示城居保对慢性病和 EQ5D 得分没有产生一致的显著正影响,但正如上部分提到的,它们本身就算在长期也很难治愈。自评健康作为客观健康与主观心理健康的综合体,是个人对自身整个身体及精神状态的综合评价,因此本章认为更有意义。

由于采用工具变量法进行因果影响识别,在个人异质性假设下,本章识别的仅是城居保对"顺从者"——参保行为受到政府补助比例影响人群的平均健康效应,即 LATE。一般来说,受到政府补助比例影响的往往是那些社会经济状态较差的"弱势群体",由于参保降低了就医的财务约束,他们在参保后可能获益更大,因此城居保对全人群健康的因果影响可能要小于本研究估计的结果。但无论出于伦理,还是现实考虑,在任何一个国家,尤其在始终坚持社会主义公平原则的中国,保证每一位公民的健康应该是决策者的首要目标。具有城居保参保资格的人群本来就已经是全人群中社会经济状态相对较差的人群,而这些"顺从者"更是差中之差,他们极易受到疾病风险的冲击,因此也应该得到决策者额外的重视(左学金、胡苏云,2001)①。

另外,从经济学的角度阐释,一个很直接的方式是采用成本收益分析将城居保与其他不同的医疗保险或一些公共卫生项目,如注射疫苗等,进行比较。这里,成本可能相对容易计算,但是如何将自评健康转化为可比较的效果、效用或货币价值就很难,这超出了本章研究的范畴。这里简单地将城居保与其他研究中的医疗保险健康效果进行比较:国外文献中,Finkelstein 等(2012)对 OHP 进行研究,发现其显著提高了被访者报告"健康好"13.3% 的概率;国内文献中,新农合未对个人健康产生影响(Lei and Lin,2009)或很小的影响(吴联灿、申曙光,2010),与它们相比,城居保的正向影响明显更大。当然,跨国的文化及人群都可能是造成结果差异的原因。

就社会福利而言,城居保制度的建立为城镇非就业居民避免病患在财务上提供了更多选择,选择增加的本身对于个人就是帕累托改进。并且由于自愿参保的政策,在行为理性的假设下,个人选择参保表明个人预期参保后增加的效用,较参保费用用作其他消费而获得的效用更高。如果预期效用是通过维护和提高个人健康水平得到,那么本章结果支持这个判断,即城居保在一定程度上取得了 1.95 亿参保百姓期望得到的结果。

本研究得到的城居保显著提高了个人健康的结果,支持城居保可以起到"不断提高全民健康水平"的作用,为当前不断加大政府补助推进城乡医疗保险覆盖的公共政策提供了一定决策支持,但该项公共政策的推进还有待进行进一步的"成本-收益"分析,这样才能与其他公共卫生政策进行比较,从而使得有限的社会资源取得最大化的社会效益。

需要说明,由于本章主要使用自评健康作为健康衡量指标,其边际

---

① 由于工具变量方法的限制,本书并不能识别出永远不接受者(never - taker)的收益。这些永远不接受者如果是由于无力支付补贴后的参保费用而未参保,那么她(他)们的状况将比顺从者还要差,是最易受到疾病冲击的人群。

效应的推广意义有限。在后续研究中应该考虑获取更能够综合反映个人健康的指标，如生命调整质量年（Quality Adjusted Life Years，QALY），并能通过人力资本法（Human Capital Approach）等转化为货币价值指标，从而进行更有意义的成本效益分析。另外，进一步研究还应该采用相应的方法，对新农合和城职保对参保人群的健康影响展开分析，为不断完善中国全民医疗保障制度提供全面、系统的实证参考依据，促进中国医疗卫生体制的系统改革和科学发展。

参考文献

[1] 甘犁、刘国恩、马双：《基本医疗保险对促进家庭消费的影响》，《经济研究》，增刊，2010，第 30 ~ 38 页。

[2] 国务院：《医药卫生体制改革近期重点实施方案（2009 ~ 2011 年)》，2009。

[3] 国务院城镇居民基本医疗保险试点评估专家组：《城镇居民基本医疗保险评估报告 2010》，2011。

[4] 国务院深化医药卫生体制改革领导小组办公室：《深化医药卫生体制改革问答》，2009。

[5] 黄枫、甘犁：《过度需求还是有效需求？——城镇老人健康与医疗保险的实证分析》，《经济研究》2010 年第 6 期，第 105 ~ 119 页。

[6] 黄枫、吴纯杰：《中国医疗保险对城镇老年人死亡率的影响》，《南开经济研究》2009 年第 6 期。

[7] 黄枫、吴纯杰：《城镇不同社会医疗保险待遇人群死亡率交叉现象研究》，《人口研究》2010 年第 1 期，第 95 ~ 105 页。

[8] 黎成、余漩、鱼敏：《东西部四城市城镇居民基本医疗保险方案对比分析》，《中国卫生经济》2010 年第 7 期，第 12 ~ 13 页。

[9] 李冰水、胡宏伟：《教育与医疗保险对老年人健康状况的影响》，《南方人口》2010 年第 6 期，第 1 ~ 8 页。

[10] 林菀娟、刘国恩、熊先军、陈钢：《中国城镇居民基本医疗保险初期评价》，《经济学报》2011 年第 5 期，第 13 ~ 36 页。

[11] 刘国恩、蔡春光、李林：《中国老人医疗保障与医疗服务需求的实证分析》，

《经济研究》2011 年第 3 期，第 95～107 页。

[12] 马双、臧文斌、甘犁：《新型农村合作医疗保险对农村居民食物消费的影响分析》，《经济学（季刊）》2010 年第 1 期，第 249～270 页。

[13] 吴联灿、申曙光：《新型农村合作医疗制度对农民健康影响的实证研究》，《保险研究》2010 年第 6 期，第 60～68 页。

[14] 中共中央：《关于构建社会主义和谐社会若干重大问题的决定》，2006。

[15] 中共中央、国务院：《关于深化医药卫生体制改革的意见》，2009。

[16] 中共中央、国务院：《国务院关于开展城镇居民基本医疗保险试点的指导意见》，2007。

[17] 国务院：《医药卫生体制改革近期重点实施方案（2009～2011 年）》，2009。

[18] 朱俊生：《城镇居民基本医疗保险的比较制度分析——基于东、中、西部 3 省 9 市试点方案的比较》，《人口与发展》2009 年第 15 期，第 17～26 页。

[19] 左学金、胡苏云：《城镇医疗保险制度改革：政府与市场的作用》，《中国社会科学》2001 年第 5 期，第 102～111 页。[20] K. Arrow, *The Economics of A-gency, in Principals and Agents*: the Struture of Business, ed., Pratt & Zeckhauser, Cambridge, Havard Business School Press, 1985, pp. 37 – 51.

[21] C. M. Ashton, J. Souchek, N. J. Petersen, T. J. Menke, T. C. Collins, K. W. Kizer, Wright SM, Wray NP, 2003, "Hospital use and survival among Veterans Affairs bene-ficiaries", *The New England Journal of Medicine*, Vol. 349, 1637 – 1646.

[22] Ayanian, Z. John, Kohler A. Betsy , Abe, Toshi & Epstein M. Arnold, "The Relation between Health Insurance Coverage and Clinical Outcomes among Women with Breast Cancer," *New England Journal of Medicine*, Vol. 329, No. 5, 1993, pp. 326 – 331.

[23] Ayanian Z. John, Weissman S. Joel, Schneider C. Eric, Ginsburg A. Jack. & Zas-lavsky M. Alan, "Unmet Health Needs of Uninsured Adults in the United States," *The Journal of the American Medical Association*, Vol. 284, No. 16, 2000, pp. 2061 – 2069.

[24] Baker W. David, Sudano J. Joseph, Albert M. Jeffrey, Borawski A. Elaine& Avi Dor, "Lack of Health Insurance and Decline in Overall Health in Late Middle Age ," *New England Journal of Medicine*, Vol. 345, No. 15, 2001, pp. 1106 – 1112.

[25] J. Bhattacharya, D. Goldman, N. Sood, The link between public and private in-

surance and HIV – related mortality, *Journal of Health Economics*, Vol. 22, 2003, pp. 1105 – 1122.

[26] Brown E. Margaret. , Bindman B. Andrew & Nicole Lurie, "Monitoring the Consequences of Uninsurance: A Review of Methodologies," *Medical Care Research and Review*, Vol. 55, No. 2, 1998, pp. 177 – 210.

[27] D. Card, C. Dobkin , N. Maestas, "Does Medicare save lives?", *The Quarterly Journal of Economics* , Vol. 124, 2009, pp. 597 – 636.

[28] David Card, Carlos Dobkin & Nicole Maestas, "The impact of nearly universal insurance coverage on health care utilization and health: Evidence from Medicare," *National Bureau of Economic Research (NBER) Working Paper*, No. 10365, 2004, Cambridge, MA.

[29] David Card, Carlos Dobkin & Nicole Maestas, "The impactof nearly universal insurance coverage on health care utilization: Evidence from Medicare," *American Economic Review*, Vol. 98, No. 5, 2008, pp. 2242 – 2258.

[30] David Card, Carlos Dobkin, & Nicole Maestas, "Does medicare save lives?", *The Quarterly Journal of Economics*, Vol. 124, No. 2, 2009, pp. 597 – 636.

[31] Y. Chen, G. Z. Jin, "Does health insurance coverage lead to better health and educational outcomes? Evidence from rural China", *National Bureau of Economic Research (NBER) Working Paper*, No. 16417, 2010, Cambridge, MA .

[32] Chong – En Bai, Hongbin Li & Binzhen Wu, "Insurance, consumption, and trust: evidence from China's New Cooperative Medical Scheme," Working Paper, 2010.

[33] J. Currie, J. Gruber, "Health Insurance Eligibility, Utilization of Medical Care, and Child Health", *The Quarterly Journal of Economics*, Vol. 111, 1996a, pp. 431 – 466.

[34] J. Currie, J. Gruber, "Saving Babies: The Efficacy and Cost of Recent Changes in the Medicaid Eligibility of Pregnant Women ", *Journal of Political Economy*, Vol. 104; 1996b, pp. 1263 – 1296.

[35] Janet Currie & Jonathan Gruber, "Health Insurance Eligibility, Utilization of Medical Care, and Child Health," *The Quarterly Journal of Economics*, Vol. 111, No. 2, 1996a, pp. 431 – 466.

[36] Janet Currie & Jonathan Gruber, "Saving Babies: The Efficacy and Cost of Recent

Changes in the Medicaid Eligibility of Pregnant Women," *Journal of Political Economy*, *Vol.* 104, No. 6, 1996b, pp. 1263 – 1296.

[37] Janet Currie, Sandra Decker & Wanchuan Lin, "Has publichealth insurance for older children reduced disparities in access to care and health outcomes?", *Journal of Health Economics*, Vol. 27, 2008, pp. 1567 – 1581.

[38] D. M. Cutler, E. R. Vigdor, "The impact of health insurance on health: Evidence from people experiencing health shocks", National Bureau of Economic Research (NBER) Working Paper, No. 16417, 2005, Cambridge, MA.

[39] David M. Cutler & J. Zeckhauser, J. Richard, Chapter 11 The anatomy of health insurance, in *Handbook of Health Economics*, ed., Anthony & Joseph: Elsevier, 2000, pp. 563 – 643.

[40] J. J. Doyle, "Health Insurance, Treatment and Outcomes: Using Auto Accidents as Health Shocks", *Review of Economics and Statistics*, 2005, Vol. 87, pp. 256 – 270.

[41] A. Ferrer – i – Carbonell, P. Frijters, "How Important is Methodology for the estimates of the determinants of Happiness?", *The Economic Journal*, 2004, Vol. 114, pp. 641 – 659.

[42] A. Finkelstein, R. McKnight, "What did Medicare do? The initial impact of Medicare on mortality and out of pocket medical spending", *Journal of Public Economics*, 2008, Vol. 92, pp. 1644 – 1668.

[43] A. Finkelstein, S. Taubman, B. Wright, M. Bernstein, J. Gruber, J. P. Newhouse, H. Allen, K. Baicker, "The Oregon Health Insurance Experiment: Evidence from the First Year", *The Quarterly Journal of Economics*, Vol. 127, 2012, pp. 1057 – 1106.

[44] Amy Finkelstein, Sarah Tanbman, Bill Wright, et al., "The Oregon health insurance experiment: Evidence from the first year", National Bureau of Economic Research (NBER) Working Paper, No. 10365, 2011, Cambridge, MA.

[45] E. S. Fisher, "Medical care – is more always better?", *The New England Journal of Medicine*, Vol. 349, 2003, pp. 1665 – 1667.

[46] D. P. Goldman, J. Bhattacharya, D. F. McCaffrey, N. Duan, A. A. Leibowitz, G. F. Joyce, S. C. Morton, "Effect of Insurance on Mortality in an HIV – Positive Population in Care", Journal of the American Statistical Association, Vol. 96, 2001, pp. 883 – 894.

[47] M. Grossman, "On the concept of health capital and the demand for health", *Journal of Political Economy*, Vol. 80, 1972, pp. 223 – 255.

[48] Jennifer S. Haas, Steven Udvarhelyi & Arnold M. Epstein, "The Effect of Health Coverage for Uninsured Pregnant Women on Maternal Health and the Use of Cesarean Section," *JAMA: The Journal of the American Medical Association* Vol. 270, No. 1, 1993, pp. 61 – 64.

[49] Jack Hadley, "Sicker and Poorer—The Consequences of Being Uninsured: A Review of the Research on the Relationship between Health Insurance, Medical Care Use, Health, Work, and Income," *Medical Care Research and Review* Vol. 60, No. 2 suppl, 2003, pp. 3S – 75S.

[50] M. J. Hanratty, "Canadian National Health Insurance and Infant Health", *The American Economic Review*, Vol. 86, 1996, pp. 276 – 284.

[51] Iom (Institute of Medicine), *Care Without Coverage: too Little, too Late*, Washington D. C.: National Academy Press, 2002a.

[52] Iom (Institute of Medicine), *Health Insurance is a Family Matter*, Washington D. C.: National Academy Press, 2002b.

[53] Judith D. Kasper, Giovannini, Terence A. & Hoffman, Catherine, "Gaining and losing health insurance: strengthening the evidence for effects on access to care and health outcomes", *Medical Care Research and Review*, Vol. 57, No. 3, 2000, pp. 298 – 318.

[54] G. King, E. Gakidou, K. Imai, J. Lakin, R. T. Moore, C. Nall, N. Ravishankar, M. Vargas, M. M. Tellez – Rojo, J. E. H. Avila, M. H. Avila, H. H. Llamas, "Public policy for the poor? A randomized assessment of the Mexican universal health insurance programme", *The Lancet*, Vol. 373, 2009, pp. 1447 – 1454.

[55] Gary King, Emmanuela Gakidou, Kosuke Imai, et al., "Public policy for the poor? A randomised assessment of the Mexican universal health insurance programme," *The Lancet*, Vol. 373, 2009, pp. 1447 – 1454.

[56] X. Lei, W. Lin, "The New Cooperative Medical Scheme in rural China: does more coverage mean more service and better health?", *Health Economics*, Vol. 18, 2009, S25 – S46.

[57] Helen Levy & David Meltzer, *What Do We Really Know about Whether Health Insur-*

ance Affects Health? Catherine McLaughlin (ed.): Urban Institute Press, 2004.

[58] W. Lin, G. G. Liu, and G. Chen, "The Urban Resident Basic Medical Insurance: a landmark reform towards universal coverage in China", *Health Economics*, Vol. 18: S83 – S96, 2009.

[59] Nicole Lurie, Nancy B. Ward, Martin F. Shapiro, Claudio Gallego, Rati Vaghai-walla & Robert H. Brook, "Termination of Medi – Cal Benefits," *New England Journal of Medicine*, Vol. 314, No. 19, 1986, pp. 1266 – 1268.

[60] W. G. Manning, J. P. Newhouse, N. Duan, E. B. Keeler, A. Leibowitz, M. S. Marquis, "Health Insurance and the Demand for Medical Care: Evidence from a Randomized Experiment", *American Economic Review*, Vol. 77, 1987, pp. 251 – 277.

[61] Willard G. Manning, Joseph P. Newhouse, Naihua Duan, Emmett B. Keeler, Arleen Leibowitz & M. Susan Marquis, "Healthinsurance and the Demand for Medical Care: Evidence from a Randomized Experiment", *American Economic Review*, Vol. 77, No. 3, 1987, pp. 251 – 277.

[62] Charles E. Phelps, *Health Economics*, Addison Wesley, 2002.

[63] R. G. Roetzheim, N. Pal, E. C. Gonzalez, J. M. Ferrante, Van D. J. Durme & J. P. Krischer, "Effects of Health Insurance and Race on Colorectal Cancer Treatments and Outcomes", *Am J Public Health*, Vol. 90, No. 11, 2000, pp. 1746 – 1754.

[64] Catherine E. Ross & John Mirowsky, "Does Medical Insurance Contribute to Socioeconomic Differentials in Health?", *The Milbank Quarterly*, Vol. 78, No. 2, 2000, pp. 291 – 321.

[65] Lloyd Runser, Sabrina Eagan & Danielle Olds, The uninsured and underinsured, in Public health management & policy, ed. , Neuhauser: On – Line Textbook, 2010.

[66] D. Staiger, J. H. Stock, "Instrumental Variables Regression with Weak Instruments", *Econometrica*, 1997, Vol. 65, pp. 557 – 586.

[67] J. H. Stock, M. Yogo, "Testing for Weak Instruments in Linear IV Regression", *National Bureau of Economic Research*, Inc. , 2002.

[68] The determinants of health, "The Determinants of Health", Available from: http: //www. who. int/hia/evidence/doh/en/index. html, 2011.

[69] United States Congress, "Patient Protection and Affordable Care Act", No. 111 –

148, 2010.

[70] H. Wang, W. Yip, L. Zhang, W. C. Hsiao, "The Impact of Rural Mutual Health Care on Health Status: Evaluation of a Social Experiment in Rural China", *Health Economics*, Vol. 18, 2009, S65 – S82.

[71] WHO, "Report of a Seminar on the Health Protection of the Elderly and Aged and the Prevention of Premature Ageing", WHO Regional Office in Europe: Copen-hagen, 1963.

[72] WHO, *The determinants of health*, 2011.

[73] Wilkinson, Richard & Marmot, Michael, Social determinants of health: the solid facts, Denmark: World Health Organization Regional Office for Europe, 2003.

第 6 章

"促进均等"与政府卫生支出(上)

——对地区差异决定因素的实证研究

6.1 引言

随着医疗费用占 GDP 的比例越来越高,医疗费用领域的研究备受关注。政府卫生支出就是其中一个重要的主题。世界范围内,国家之间的政府医疗卫生支出差别巨大。2006 年人均政府医疗卫生支出从最低的布隆迪和缅甸的 1 美元到最高的卢森堡 5991 美元。国家间巨大的差别可能源自宏观经济的富裕程度和各国的政治体制及相对应的卫生体制的多样性。但是针对一国内各地区间的研究,加拿大(Di Matteo 和 Di Matteo,1998)、意大利(Giannoni 和 Hitiris,2002)、瑞士(Crivelli 等,2006)、西班牙(Costa – Font 和 Pons – Novell,2007)等,同样显示,国内地区间差异依然巨大。中国也不例外。2006 年人均政府卫生支出显示,最高的北京市是最低的湖南省的 10 倍还多(见表6 – 1)。

那么,是什么因素造成了这样巨大的差别? 地区间经济发展的不同可能是造成各地政府卫生支出差异的原因之一,但是人均支出最低的湖南省并不是经济发展水平最低的地区,它的人均 GDP 较西藏、云南、甘肃等地区都要高。显然,经济发展水平并不是全部的决定因素。那么,除了地区经济因素外,还有哪些因素决定了政府卫生支出?

表 6 − 1 2006 年各地 GDP、人均政府卫生支出及人口比例

	人均政府卫生支出（元）	人均卫生支出排名	人均 GDP（元）	人均 GDP 排名	人口比例（％）	GDP 占全国比例（％）
北　京	551	1	49780	2	1.2	3.4
上　海	339	2	57115	1	1.4	4.5
西　藏	288	3	10356	26	0.2	0.1
天　津	221	4	40550	3	0.8	1.9
青　海	211	5	11708	23	0.4	0.3
浙　江	168	6	31611	4	3.9	6.8
新　疆	146	7	14855	14	1.6	1.3
云　南	127	8	8938	29	3.5	1.7
江　苏	119	9	28669	5	5.8	9.4
内蒙古	118	10	19989	10	1.9	2.1
宁　夏	116	11	11768	22	0.5	0.3
广　东	111	12	28165	6	7.2	11.3
山　西	105	13	14082	15	2.6	2.1
辽　宁	102	14	21660	8	3.3	4.0
吉　林	99	15	15700	13	2.1	1.9
福　建	96	16	21401	9	2.8	3.3
黑龙江	95	17	16189	12	3.0	2.7
海　南	91	18	12594	18	0.6	0.5
甘　肃	89	19	8736	30	2.0	1.0
贵　州	80	20	6074	31	2.9	1.0
湖　北	79	21	13317	16	4.4	3.3
山　东	79	22	23716	7	7.2	9.6
陕　西	77	23	12112	20	2.9	2.0
河　北	73	24	16904	11	5.3	5.0
广　西	71	25	10232	27	3.7	2.1
重　庆	70	26	12434	19	2.2	1.5
四　川	70	27	10574	25	6.3	3.7
江　西	66	28	10764	24	3.4	2.0
河　南	65	29	13305	17	7.3	5.4
安　徽	57	30	10063	28	4.7	2.7
湖　南	55	31	11935	21	4.9	3.3

数据来源：《中国卫生统计年鉴（2007）》。

　　作为地区性最重要的公共产品之一的公共卫生服务具有极强的外部效应，特别是传染病的预防与治疗。如我们所知，当外部性存在时，如果我们不能对各种活动进行充分定价的话，市场就将失灵。针对此，阿罗（Arrow，1963）提出，"政府，至少在经济活动中，应该间接或直接地承担起机构职能来替代市场的失灵"。当然，中国政府承担了这项职责和义务，但是2002年底暴发的"非典型肺炎（SARS）"危机仍然暴露出中国公共卫生的很多问题。那么，另外一个问题产生了，政府卫生支出是不是显著地针对了各地区的公共卫生问题。

　　本章研究的主要目的在于：分析到底是哪些主要因素决定了地方政府卫生支出，以及检验卫生支出是不是针对地方公共卫生问题进行了有效的调整。我们借鉴过去的研究成果和方法，建立了模型，利用固定效应方法，对2002～2006年的省级面板数据进行分析。结果表明，2002～2006年，地方人均财政收入、人均中央转移支付、15岁以下人口比例、城镇基本医保覆盖率和城镇人口比例非常显著地影响地方政府卫生支出；财政收入和转移支付对政府卫生支出弹性非常接近，分别为0.295和0.227。另外，SARS事件显著影响了地方政府卫生支出，但是找不到卫生支出针对代表公共卫生状况的甲、乙类传染病的疫情变化进行有效调整的统计学证据。本章揭示了影响中国当前地方政府卫生支出的因素和特征，弥补了目前文献对影响中国政府卫生支出因素的系统研究的不足，同时也为未来政府合理、公平配置地区间卫生资源提供了参考依据。

　　接下来的部分，首先对以往政府卫生支出研究的文献进行回顾，包括国外和国内的现有研究；然后对中国政府卫生支出体系进行了简要介绍；接着，建立实证研究的模型进行数据分析，并报告了研究结果；最后是我们的一些讨论、研究的结论和政策建议。

6.2　文献综述

6.2.1　国外研究内容与结论

可以大致地将国外对影响政府卫生支出因素的研究分为三个阶段。

（1）第一阶段是采用截面数据的跨国研究

Newhouse（1977）首先提出了"哪些因素决定了一国投入医疗卫生资源的数量"这一问题。他用 1969 年 13 个 OECD 国家的数据，通过人均卫生支出对人均 GDP 的回归，得出了"在这些国家中，人均医疗支出 90% 的变化可以通过人均 GDP 的波动来解释"的结论。之后，Gerdtham 和 Jönsson（1992）通过 1987 年 19 个 OECD 国家的截面数据发现，人均收入、城镇化以及公共财政支出占卫生总费用的比例对医疗卫生支出有显著正的影响。Gbesemete 和 Gerdtham（1992）运用 1984 年 30 个非洲国家的数据发现人均 GNP 对人均卫生支出有最显著的影响，其他一些因素，如人均接受国际救援的额度、在医院接生的比例，对人均卫生支出也有正的显著影响。

这些最初的探索开了政府卫生支出研究的先河，发现了卫生支出与 GDP 之间存在非常强的正关系。但是采用截面数据进行分析，首先需要假设各国 GDP 对卫生支出的影响大小是相同的，这显然与实际情况不相符；另外，研究的样本量也较小，并且都是静态比较，所以这一阶段的研究存在很大的局限性。

（2）第二阶段是采用面板数据的跨国研究

Gerdtham（1992）利用 22 个 OECD 国家 1972～1987 年的数据，运用包括误差修正模型在内的 5 种面板模型，发现了时间和国家因素对医疗卫生支出有显著的影响。Hitiris 和 Posnett（1992）利用 20 个 OECD 国家 1960～1987 年的数据，在模型中加入了国家虚拟变量，他们发现卫生支出与 GDP、65 岁以上人口比例存在正的显著的关系，但是卫生支出与公共财政支出占卫生总费用的比例之间的关系并不显著。Gerdtham 等（1998）在模型中加入了医疗卫生的供给因素和医疗制度因素，详细考察了各国医疗制度对卫生支出的影响，发现了供给因素和制度因素对卫生支出都有显著的影响。Hansen 和 King（1996）、Blomqvist 和 Carter（1997）、Roberts（1999）、McCoskey 和 Selden（1998）、Gerdtham 和 Jönsson，2000）分别把焦点放在了卫生支出、GDP 的不稳定性和协整上，并各自得出了不同的结论。这些不同的结论在于他们的前提假设的不同。

这一阶段研究确定了国家、时间、卫生需求、供给因素，以及其他社会制度因素对卫生支出的影响。他们运用面板数据，一方面得到了更多的样本，可以在模型中加入更多的变量，另一方面运用更准确的面板方法，从而得到了更满意的估计值。但是国家体制和卫生机制的多样性，导致这些研究仍存在非常大的局限性。研究结论的不一致正说明了这些问题。

（3）第三阶段是各国的省际研究

Di Matteo 和 Di Matteo（1998）研究了加拿大 1965～1991 年省级政府卫生支出的决定因素，用人均 GDP 作为收入的代理变量，发现影响省级政府卫生支出的因素主要有收入、65 岁以上人口比例和联邦财政转移支付。Giannoni 和 Hitiris（2002）研究了意大利国内地区的影响力对政府卫生支出的影响，在模型中加入了地区的虚拟变量，发现了各地区因素对政府卫生支出有很大的影响。Crivelli 等（2006）利用瑞士 1996～2002 年的省级数据发现，75 岁以上人口比例和 5 岁以下人口比例均与卫生支出正相关，并且医生越多支出越大，从而推论得出可能存在诱导需求。Costa‐Font 和 Pons‐Novell（2007）研究了西班牙省级收入、自治度、供给和需求等因素对地方政府卫生支出的影响，发现自治度和医生的数量对支出有正的影响。

省际的研究排除了之前面临的许多问题。首先，省际研究不需要考虑国际间的汇率换算，物价的改变在一国内也相对较小。其次，在一国内，跨国的体制因素也就因此被排除了。并且这些研究都从各国实际出发，充分考虑了各自不同的国情，研究结果更具有针对性。

6.2.2　国内相关研究

国内最早的研究始于杜乐勋（1988）对中国全社会卫生费用的调查。之后在 20 世纪 90 年代，杜乐勋等人组成"中国卫生费用核算小组"，对 1978～1998 年中国卫生总费进行系统分析，并做趋势预测。这是研究中国政府卫生支出的开端。围绕这些成果，早期涉及政府卫生支出的研究多集中在政府卫生支出的规模、结构及其配置和管理机制上（王绍光，2003；代英姿，2004；徐印州等，2004；刘军民，2005；赵郁馨等，2006）。

近年的研究，部分是对前阶段研究的回顾和思考（王俊，2007；王俊和陈共，2007），更多的讨论是关于政府卫生支出的公平性（李少冬和仲伟俊，2006；黄小平和方齐云，2008）。另外，Chou（2007）利用中国省际 1978～2004 年的数据，证明了卫生财政支出与 65 岁以上人口比例和政府预算赤字之间存在协整关系，并发现地方财政赤字对卫生财政支出具有长期影响力。

中国的相关研究基本上都将造成各地政府卫生支出差异的原因归结到了地区间不同的经济状况，没有系统地考察到底哪些经济因素，以及包括人口、卫生机构、社会等其他在内的社会因素对政府卫生支出的影响；并且他们的研究方法大都停留在数据观察和规范分析上。从结论上看，大多建议加大中央转移支付①，但是他们并没有实际论证中央转移支付对卫生支出的影响作用有多大。

从上述文献的回顾可以看出，国外对影响政府卫生支出因素的研究，近年来都集中在了省级数据的层面，并进行了诸多的探索。但是国外研究都是基于各国实际国情，现成结论不适用于中国。目前在国内，对于政府卫生支出的研究比较多，但还未见对影响中国政府卫生支出因素的系统研究的文献。本章的研究将弥补目前文献的不足。

6.3 中国政府卫生支出的相关情况

1949 年中华人民共和国成立之初，中国政府建立起了一个中央计划广覆盖的医疗卫生系统。这个医疗卫生系统的医疗服务价格受到政府严格监管，被控制在维持政策运营的成本之下（Eggleston 等，2008），因此政府通过税收来对需方的医疗保险项目（包括针对农民

---

① 中央转移支付即是《财政统计年鉴》中的中央补助收入。本书将二者等同。

的合作医疗和针对城市工作人员和公务员的劳保医疗保险）和供方的公立医疗机构进行补助（Wagstaff 等，2009）。1978 年中国开始以市场为导向的改革后，中国政府经历了巨大的经济、社会体制的转型。由此，中国的财政和卫生系统也发生了巨大变化，给中国的政府卫生支出系统造成了巨大冲击。在以优先发展经济为中央政府的指导原则的背景下，地方政府以发展经济为首要目标，这就造成了更多的公共资源向经济生产和生产设施的倾斜，使得财政在社会保障项目筹资上的角色弱化，其中特别是卫生领域（Li 和 Zhou，2005；刘穷志，2007；Zhou 等，2009）。

与此同时，对应的一些传统的政府干预却没有退出历史的舞台，特别是在卫生领域中，体现为医疗价格的管制。价格低于成本，但伴随政府卫生投入的减少，公立医疗机构无法获得足够的补助以维持正常的经营，在此情况下，政府通过许可公立医疗机构对药品和高新的医疗检查进行 15% 的加成收费，以此来弥补经营成本空缺。这种价格扭曲激励了医生诱导患者，造成"大处方"等一系列问题（Eggleston 等，2008；Wagstaff 等，2009）。在全国的卫生支出中体现为个人负担比例的大幅增加，政府支出比例大幅下降，并且药品支出占总卫生支出的 50% 以上。

党的十六大后，中央政府制定了以人为本的发展路线，政府卫生支出也对应大幅上升。特别是在 2003 年"非典"危机之后，中国政府更是向医疗卫生领域进行大量投入以期促进人民健康和发展卫生事业。然而，这些大量的投入到底应该直接投入供方（公立医疗机构），还是投入需方（医疗保险）在国内并没有达成共识。投入供方的方式是直接通过财政的方式对公立医疗机构进行补助，让他们为老百姓提供价廉物美的服务。对照的，投入需方的方式是对基本医疗保险进行补助，让老百姓，特别是经济状况较差的个人缴纳少部分的保险金。这种方式可以通过引入市场竞争机制来规范公立医疗机构的行为，使得他们降低成本，提高效率，从而提供价格更低的更好的医疗服务（Liu，2009）。在 2009 年的新一轮医改中，政府采纳了补需方的方式来建立覆盖全体公民的医疗保障制度。当然这伴随着新型农村合作医疗和城镇居民基本医疗保险对 8.3 亿农村居民和 2 亿城市未就业居民的更大范围覆盖。

6.3.1 政府卫生支出与卫生总费用的关系

中国卫生总费用由政府卫生支出、社会卫生支出和居民个人卫生支出 3 部分组成。最近几年，卫生总费用占全国 GDP 的比例约为 4.7%[①]。政府卫生支出占总费用的比例在 2002～2006 年分别为 15.7%、17.0%、17.0%、17.9%、18.1%，可见政府卫生支出最近几年每年有小幅上涨，但是占总支出的比例仍然不高。

6.3.2 政府卫生支出在中央和地方上的划分

中国的财政分权体制是近 30 多年逐步演进形成的。1994 年进行的重大改革再次集中了财政收入，但是却未改变事权的划分（刘穷志，2007）。中央财政比重不断提高[②]，但支出没有做出相应调整。医疗卫生方面更是如此，2006 年政府卫生支出中，中央所占比例仅为 1.8%[③]。这就是说，政府卫生支出 98% 以上是各地财政支出。所以研究中国政府卫生支出，其核心就在于地方政府卫生支出。

6.3.3 政府卫生支出的内容

政府卫生支出按使用项目分类，主要分为 10 类。表 6－2 罗列了政府卫生支出的具体组成部分及支出数额。从表可知，前 3 项支出，卫生事业费、计划生育事业费和行政事业单位医疗经费构成了政府卫生支出的主体，三项之和在 2006 年达到了 79.4%。

----

① 2002～2006 年卫生总费用占 GDP 的比例分别为：4.81%、4.85%、4.75%、4.71% 和 4.67%。
② 中央财政收入占财政总收入的比重从 1993 年的 22% 增长到 2007 年的 54.1%。
③ 2002～2006 年中央占政府卫生支出的比例分别为：2.7%、2.8%、2.6%、2.1% 和 1.8%。

表 6 – 2　政府卫生支出的组成

单位：十亿元

年份 政府卫生支出组成	2002	2003	2004	2005	2006	2006 （%）
卫生事业费	37.45	46.43	48.26	59.32	70.63	43.2
计划生育事业费	12.27	14.99	18.46	22.12	24.09	14.7
行政事业单位医疗经费	26.90	30.28	32.93	37.43	35.13	21.5
中药事业费	3.33	3.65	3.82	3.49	3.86	2.4
食品和药品监督管理费	1.92	2.37	2.74	3.45	3.84	2.4
医学科研经费	0.41	0.43	0.49	0.42	0.49	0.3
基本建设经费	4.96	6.93	10.34	12.10	8.55	5.2
卫生行政和医疗保险管理费	4.78	5.45	6.20	7.25	7.93	4.9
政府其他部门卫生经费	5.07	5.29	5.76	5.95	6.86	4.2
基本医疗保险基金补助经费	0.00	2.22	2.67	3.71	2.05	1.3

注：（1）数据来源为《中国卫生统计年鉴（2008）》；（2）所有货币值都通过通货膨胀率调整到2005年。

其中，卫生事业费在政府卫生支出中显得最为重要。它主要用于疾病的防治、防疫和监控，保证人民身体健康的经费支出，主要包括国有医院、专科医院、疗养院、保健院的经费拨款或补助，各种防治、防疫所（站）、急救中心、红十字会的经费拨款，重大社会卫生活动的经费拨款。

另外，中国的公立医院基本实行差额预算制，而疾控中心及防疫站等采用全额预算。在SARS发生后，国家在公共卫生方面投入了更大量的人力和资金。在各地建立各级疾病控制中心；对艾滋病、肺结核、血吸虫等病都加大了投入力度；各省各地还分别制定了各自针对传染病免费医疗的办法。

6.4　研究设计

相关的、随机的、系统的因素都可能造成中国政府卫生支出地区间的差异。本章着重从影响政府卫生支出地区差异的系统因素出发进行研究。系统性因素可能包括了经济的、人口的、社会的和政治的因素（Schieber和Poullier，1989）。根据相关文献[1]，以及结合中国政府卫生

---

[1]　相关文献的一般回顾请查看 Gerdtham，Ulf – G. & Jönsson，Bengt（2000）。

支出系统的具体情况，我们将可能影响中国人均卫生支出的主要因素归纳为三个方面：第一，收入因素；第二，需求因素；第三，其他社会因素。

6.4.1 收入因素

将收入纳入被解释变量是相关卫生支出研究的标准方式。相关研究（Newhouse，1977；Gerdtham，1992；Gerdtham 和 Jönsson，1992；Gerdtham 等，1992；Hansen 和 King，1996；Gerdtham 等，1998；Gerdtham 和 Jönsson，2000；Giannoni 和 Hitiris，2002；Costa – Font 和 Pons – Novell，2007）表明卫生支出与收入往往呈正相关关系。因此，我们认为政府收入越高的地区应该会倾向于向卫生领域投入更多。尽管相关文献大部分采用人均 GDP 作为收入的代理变量（Di Matteo 和 Di Matteo，1998；Giannoni 和 Hitiris，2002；Crivelli 等，2006；Costa – Font 和 Pons – Novell，2007），但本章认为应该对收入变量进行更多的考虑。首先，就中国的国情而言，GDP 相对来说更是总卫生支出约束，而不能作为政府卫生支出的约束[1]。其次，中国省级的政府收入主要来自一般预算收入和中央转移支付（或称中央补助），它们各占总收入的一半[2]。地方政府的一般预算收入取决于当地的经济发展[3]，而中央转移支付却主要由中央政策决定。通过中央转移支付，中央政府最近几年加大了对中部和西部地区经济的发展的支持。2003 ~ 2007 年，中央政府向地方政府共计转移支付了 4.25 万亿元，其中 87% 用于中部和西部地区社会经济发展（温家宝，2008）。以西藏为例，中央政府转移支付占西藏地方政府总收入的 90% 以上[4]。中国地方政府的总收入不仅仅由地方经济的发展，即 GDP 决定，这与之前的相关文献不同，因此本章分别采用了

---

① 中国政府卫生支出仅占了总卫生支出的近 20%，远低于其他国家的比例。
② 2002 ~ 2006 年，转移支付占全国各省的政府收入的平均比例分别为 53.61%、52.81%、54.09%、51.10% 和 50.75%。
③ 2002 ~ 2006 年的各省 GDP 与一般预算收入的相关系数为 0.95。
④ 2002 ~ 2006 年中央转移支付占西藏地方政府总收入的比例分别为 94.72%、94.25%、93.14%、94.09% 和 93.39%。

地方政府一般预算收入和获得的中央转移支付作为地方政府卫生支出的收入约束条件。

6.4.2 需求因素

需求因素中，人口结构通常作为一个非常重要的医疗卫生服务需求因素（Denton 和 Byron，1975；Maxwell，1981），鉴于医疗支出通常随生命周期不均匀分布，更多的支出往往发生在幼时和年老时，所以本章认为地区人口的年龄结构是影响政府卫生支出的一个重要因素。

人口健康状况是另外一个非常重要的需求因素。从经济学的角度来讲，维护和促进公共健康是政府最为重要的职责（Bishop，1928）。鉴于此，地区不同的公共健康状态也是驱动政府卫生支出的主要因素。

当然，各地的医疗卫生系统也能影响地方政府卫生支出情况。文献中认为卫生系统的提供机构的数量通常与诱导需求或是医生的收入导向高度相关（McGuire，2000）。更重要的是，根据之前的讨论，中国大部分医疗机构都是政府运营，而这些公立医疗机构通常部分或全部由政府按照机构的人员和床位编制进行财政补助，所以各地的医疗卫生系统的设施和人员规模可能反映了地方政府卫生支出的真实需求。

6.4.3 其他社会因素

另外，我们还假设更多的社会因素可能对政府卫生支出产生影响，包括医疗保险、城镇化、性别比和教育状况。尽管在 2002~2006 年，中国政府几乎不对任何医疗保险进行补助，但我们认为医疗保险还是可能通过以下渠道影响地方政府卫生支出情况：由于参保人享受了更高的财务可及性，那么其自身健康状态可能更好，从而会对公共健康产生影响，降低全社会对政府卫生支出的需求。一些研究还认为城镇化可能影响人们对卫生服务的需求情况（Kleiman，1974；Gerdtham 等，1992；Crivelli等，2006）。一种观点是城镇化程度反映了社会的变迁情形（Pfaff 和 Nagel，1986)。中国有着严重的城乡二元结构，城乡结构在经济社会中差别巨大，所以应该纳入反映城镇化比例变量。当然，性别的差异对政府卫生支出的影响可能反映在社会规范和两性之间本身体质的区别上。教育水平是对社会经济状况的另外一个普遍衡量，特别是在流行病学的研究中通常被采用（Liberatos 等，1988)。由于本章的一个主要研究目的是检验地区政府卫生支出是否根据各地的公共健康状况进行调整，所以我们也加入了教育水平的衡量指标。

由此，我们建立起关于解释影响政府卫生支出因素的模型：

$$EXP_{it} = f\left(Income_{it}, Aging_{it}, PHealth_{it}, Institution_{it}, OSFactors_{it}, \right) \quad (6-1)$$

其中，i 指代省区市，t 指代时间，$f(\cdot)$ 为所有影响因素解释政府卫生支出的函数，它的具体形式会在之后进行介绍。

6.5 数据和方法

本章采用 2002～2006 年中国省级[①]单位统计数据，关于地方政府卫生支出、财政收入、城镇基本医保数等相关数据，来自《中国统计年鉴》；中央补助收入的数据，来自《中国财政年鉴》；传染病和医疗机构的相关数据，来自《中国卫生统计年鉴》。在统计年鉴中，还统计了人口数、年龄结构、性别比例、受教育水平等数据[②]。其中支出、收入和补助都用 CPI（2005 年 = 100）进行调整，并人均化。其他的绝对数也都采用绝对数/人口数的方式进行比例化。

之后实证模型用到的各个变量具体定义请参见表 6-3。为了更清晰地阐释本章的结果，以下对几个关键变量进行进一步的解释。

按照具体用途，人均地方政府卫生支出，以下简称"人均支出"，由 10 个部分构成，详见表 6-2。

---

① 省级指省、自治区、直辖市。
② 考虑传染病发病率和死亡率对政府卫生支出的影响可能存在联立性问题，我们还收集了营利性医疗机构数、营利性床位数的数据。

表 6 – 3　回归中变量的定义

被解释变量	政府卫生支出	人均地方政府卫生支出（GHE）
解释变量	收入因素	人均地方政府财政决算收入（Revenue） 人均中央补助决算收入（Transfers）
	人口年龄因素	15 岁以下人口比例（A15） 64 岁以上人口比例（A64）
	公共卫生状态	甲乙类法定报告传染病发病率（Morbidity） 甲乙类法定报告传染病病死率（Mortality） "非典"事件（SARS）
	医疗人员和设施因素	每千人床位数（Beds） 每千人卫生技术人员数（Personnel）
	其他社会因素	城镇职工基本医保覆盖率（Coverage） 城镇人口比例（Urban） 女性人口比例（Female） 大专及以上教育人口比例（College） 时间趋势（T）

　　模型中使用到的转移支付变量是指地方政府收到的中央补助决算收入。它是地方政府收入来源的重要组成部分。以 2006 年为例，地方政府平均 50.75% 的总收入来自中央转移支付，从最低的北京市的 17.03% 到最高的西藏自治区的 93.39%①。2006 年，中央转移支付共计 9143.55 亿元，其中财力性转移支付（Equalization Grants）——包括一般性转移支付（General Purpose Grants）所占比例为 34.82%，专项转移支付（Special Purpose Grants）——包括教育专项转移支付、卫生专项转移支付、社会保障专项转移支付等——所占比例为 32.46%，以及税收返回（Tax Rebate 或 Tax Grants）的比例为 32.72%。税收返回的数量取决于地方政府上缴国家的金额，这决定于地方的经济发展②，而一般性转移支付和专项

① 2006 年，转移支付占地方政府收入最低的三个地区分别是北京（17.03%）、上海（19.08%）和广东（19.6%），它们同时也是中国经济最为发达的三个地区。

② 1994 年分税制改革后，为了补偿部分地方政府的收入空缺，中央政府引入了一套税收返回的政策。税收返回的多少取决于三点：第一，改革前一年（1993 年）地方政府向中央政府上缴的税收数额；第二，每年总的增值税（VATs）和消费税（Consumption Tax）的增量；第三，地方政府的收入是否达到 1993 年的收入金额。这种政策使得经济较发达的地区获得了更多的政府返回，因此扩大了地区间的财政差距。

转移支付反映了政府的政策导向。我们关心的卫生专项转移支付仅占总的专项转移支付的 2.6%，对应的，其也仅占总的转移支付的 0.84%。尽管 1% 不到的中央转移支付专项用于医疗卫生[1]，但是一般性转移支付和税收返回也能被地方政府用于公共卫生，当然这是由地方政府决定的。转移性支付在缩小和平衡地区间政府财力差距上发挥了巨大作用，仍然以 2006 年为例，如果将东部地区按总人口计算的人均地方一般预算收入作为 100（约等于人均一般预算支出），那么，中西部地区仅为 32。在中央通过转移支付实施地区间收入再分配后，中、西部地区人均一般预算支出分别上升到 55、63，与东部地区的差距明显缩小（金人庆，2007）。

新中国成立后的头 40 年大幅地降低了传染病的死亡率和发病率，但之后在公共卫生上面的进步速度放缓，特别是肺结核性行为相关及一些新型的传染疾病。2003 年暴发的非典型肺炎更是暴露了中国公共卫生问题，特别是在对传染性疾病的控制上。由于公共卫生服务首要职责就是应对"不具有排他性和竞争性，关系社会人群健康的纯公共卫生服务的传染病"（刘军民，2005），加之政府卫生支出占卫生总费用的较小比例，我们有理由认为对传染病的控制应该是地方政府卫生支出首先需要应对的。因此，在模型中本章加入了各地甲、乙类法定报告传染病发病率和病死率作为衡量地区公共健康状况的代理变量[2]。另外，考虑到 2003 年 SARS 暴发是一个特殊重大的公共卫生事件，本章也在模型中加入了相应的虚拟变量。

---

[1] 政府对新型农村合作医疗的补助包含在卫生专项转移支付当中。

[2] 甲、乙类法定报告传染病发病率是指某年某地区每 10 万人口中甲、乙类法定报告传染病发病数，即法定报告传染病发病率 = 甲、乙类法定报告传染病发病数/人口数 X100000。甲乙类法定报告传染病死亡率是指某年某地区每 10 万人口中甲、乙类法定报告传染病死亡数，即法定报告传染病死亡率 = 甲、乙类法定报告传染病死亡数/人口数 X100000。《中华人民共和国传染病防治法》（1989）第 3 条规定：甲类传染病是指：鼠疫、霍乱。乙类传染病是指：病毒性肝炎、细菌性和阿米巴性痢疾、伤寒和副伤寒、艾滋病、淋病、梅毒、脊髓灰质炎、麻疹、百日咳、白喉、流行性脑脊髓膜炎、猩红热、流行出血热、狂犬病、钩端螺旋体病、布鲁氏菌病、炭疽、流行性和地方性斑疹伤寒、流行性乙型脑炎、黑热病、疟疾、登革热。

为了捕获公共政策的变化，本章在模型中还加入了一个时间趋势变量。党的十六大召开以后，中央政府制定了以人为本，大力发展民生的政策路线，在医疗卫生领域体现为大幅加大政府卫生投入，从 2002 年的 972.4 亿元增加到 2006 年的 1752.4 亿元[①]。参照相关研究（Di Matteo 和 Di Matteo，1998；Roberts，1999；Freeman，2003；Crivelli 等，2006），采用一个线性的时间趋势变量来捕获政策趋势是常用到的方法，本章也采用了这样的方法在模型中加入了时间趋势变量来衡量政策的长期趋势影响。它的一个缺陷是，这个时间趋势变量捕获了在时间上的所有趋势，不仅包括政策，还包括了技术进步等，然而至少我们可以利用它来估计政策趋势的上限。

因此，本章的计量模型如下：

$$GHE_{it} = X_{it}\beta + a_i + u_{it} \tag{6-2}$$

其中，i 指代地区，t 指代时间，GHE 是地区的人均真实政府卫生支出，X 为一系列的决定因素变量，a_i 为不随时间改变的不可观测因素，u_{it} 为特质误差项。

值得强调的是政府支出和收入变量的函数形式应该怎样设定。这里包含了四种可能的函数形式，包括 log - log、线性形式（Linear）、指数形式（Exponential），以及 semi - log。相关研究强调了函数形式的设定，但并没有达成共识（Parkin 等，1987；Gerdtham 等，1992；Giannoni 和 Hitiris，2002）。本章假设支出和收入变量之间呈对数的（Logarithmic）函数形式，其他变量呈线性。在回归前，本章利用 Box 和 Cox（1964）提出的 Box 和 Cox 函数变换分析的框架来检测假设是否成立。进一步的，本章还采用了 Ramsey 回归错误设定检验（Ramsey，1969）来对整个模型的函数形式进行检测。

尽管存在一些值得讨论的地方，式 6 - 2 显得还是非常的直观。对这个模型设定的一个主要担忧是对符合误差项（$a_i + u_{it}$）的假设。

---

① 该数额是通过 CPI 调整到 2005 年为基年后的数额。

如果 $a_i = 0$，那么直接用最小二乘法（OLS）估计就能一致性估计本章关心的参数 β。如果 a_i 为随机变量，那么使用随机效用（Radom Effects, RE）模型进行估计会较 OLS 更有效率。因此，我们采用了 Breusch and Pagan Lagrange Multiplier（BP – LM）检验（Breusch 和 Pagan，1980）来考察各省之间是否存在随机效应。但假设存在不可观测的变量与 GHE_{it} 和 X_{it} 同时相关，这样 OLS 和 RE 模型的估计参数可能都是有偏和不一致的。这是完全有可能的，比如一些地理特征、地方文化等，在这种情况下，如果不可观测变量不随时间改变，那么 u_{it} 就完全外生，这时我们采用固定效应（Fixed Effects, FE）模型的方法就可以得到一致估计。也可能存在随时间变化的不可观测因素，但是本章考虑在 5 年间（本章采用的数据年限）共同影响二者的大部分因素可能变化会很少。由此，本章的估计方法将在 OLS、RE 和 FE 之间进行选择，判断的标准取决于 a_i 是否外生，本章将主要采用豪斯曼检验（Hausman，1978）对其内生性进行检验（Wooldridge，2003）。

6.6 结果

6.6.1 数据描述

表 6 – 4 描述了人均政府卫生支出和各主要解释变量在 2002 ~ 2006 年的基本情况。

在这 5 年（2002 ~ 2006 年）中，人均政府卫生支出、人均财政收入和人均中央补助均逐年上涨，年平均增幅①分别达到了 15.99%、16.85%、11.84%。医疗支出的增长速度超过了地方收入。这与党的十六大以来，中央要求加大对医疗卫生事业的投入相符。另外，SARS 危机可能也促进了地方政府加大对公共卫生的投入。在人口结构上，15 岁以下人口比例逐年下降，而 64 岁以上人口比例逐年上升，

---

① 平均增幅的计算公式为每年的增加幅度之和除以年数。

这反映了中国出生率在下降、人口老龄化趋势在加剧的现状。这期间公共卫生方面，发病率和死亡率基本呈上升趋势，年平均增幅分别达到了10.85%和17.03%。各个病种的发病率和死亡率基本呈同方向变化，下降的主要是鼠疫、霍乱、痢疾、伤寒和副伤寒、淋病、百日咳、流行性出血热、流行性脑脊髓膜炎、新生儿破伤风等，其中下降比较明显的是痢疾、新生儿破伤风、伤寒和副伤寒发病率，分别下降了10.68%、18.71%和55.54%。上升的主要是病毒性肝炎、艾滋病、梅毒、麻疹、肺结核、猩红热、狂犬病和疟疾，其中艾滋病、病毒性肝炎和肺结核这几种疾病最值得关注，它们的发病率分别上涨了30.82%、54.44%和97.88%，死亡率上涨409%、29.25%和219.25%[①]。对具体病种的大致分析表明，急性、恶性传染病种疫情有所好转，但与个人生活习惯、生活作风有关系的病种疫情有所上升。这说明公共卫生工作有一定成效，但是总的公共卫生问题仍不容乐观。在卫生机构方面，床位数和卫生技术人员每年有小幅变化，但是整体变化趋势不大。其他社会因素中，除了性别比例整体变化不大外，城镇医保覆盖率、城镇化和大专及以上人口比例都上涨了50%左右，每年的平均增幅分别达到了12.95%、10.91%和9.64%。

由于研究中采用了固定效应模型回归，故有必要考察各主要解释变量在5年间的变化幅度是否足够大。为此，我们计算了各主要解释变量在2002~2006年的组内标准差（within standard deviation）与总标准差（overall standard deviation）的比例。其中，除了卫生技术人员数变化幅度较小（为7.7%）外，人均政府卫生支出、人均财政收入、人均中央补助、15岁以下人口比例、64岁以上人口比例、每千人床位数和大专及以上人口比例的数值都在20%~30%，其他的主要解释变量这一度量值则都在50%左右浮动，说明这些变量在5年间的变化比较大。

---

① 限于篇幅，本书没有列出甲、乙类传染病情况的具体数据，数据参考《卫生统计年鉴》各年数据。

表 6 - 4 相关变量统计描述

年份 变量	2002	2003	2004	2005	2006
人均政府卫生支出（元）	71.04	83.31	88.79	104.50	127.91
收入因素					
人均财政收入（元）	874.46	973.94	1116.71	1378.26	1625.45
人均中央补助收入（元）	(1028.47)	(1140.59)	(1339.39)	(1629.01)	(1793.41)
年龄结构因素					
15 岁以下人口比例（%）	0.21	0.20	0.19	0.20	0.19
64 岁以上人口比例（%）	(0.04)	(0.05)	(0.04)	(0.05)	(0.05)
公共卫生状况					
传染病发病率	2.00	2.25	2.87	3.01	2.97
传染病死亡率	(0.68)	(0.85)	(0.98)	(0.81)	(0.87)
卫生机构因素					
每千人床位数（1/1000）	2.74	2.66	2.71	2.76	3.04
每千人卫生技术人员数（1/1000）	(0.92)	(1.05)	(1.08)	(1.09)	(1.21)
其他社会因素					
城镇医保覆盖率（%）	0.19	0.20	0.30	0.26	0.28
城镇化比例（%）	(0.07)	(0.06)	(0.09)	(0.08)	(0.10)
女性人口比例（%）	0.31	0.34	0.36	0.45	0.46
大专及以上人口比例（%）	(0.16)	(0.16)	(0.16)	(0.15)	(0.15)
观测数	31	31	31	31	31

注：（1）医疗卫生财政支出、人均财政预算收入和人均中央补助按 CPI（2005 年 = 100）进行调整；（2）括号内是标准差。

6.6.2 主要回归结果

在进行数据回归之前，模型的函数形式是首先需要确定的。在之前的研究中，采用的函数形式是不同的。大多数采用的是 log - log 的函数形式。为慎重起见，我们进行了 Box - Cox lambda 检验，结果（见表6 - 5）表明采用对数形式是最佳的①。因此，我们的模型采用了 log - log 的函数形式。固

① 对 3 个变量进行 Box - Cox lambda 模型检验，X^2（$\lambda = 1$）= 151.45，X^2（$\lambda = 0$）= 8.54，故 log 形式更佳。

定效应模型能够进一步控制各地区间的不可观测因素，而随机效应模型假设所有解释变量外生，使回归结果更有效率[1]。为了确定哪种模型更有效，我们进行了两个必要检验。首先，进行 Breusch – Pagan 的 LM 检验（Breusch and Pagan Lagrangian Multiplier Test）以判断是否有必要使用面板的方法，也就是检验是否可以忽略地区间的个体影响[2]。检验的结果[3]表明地区间的个体影响不能忽略，因此需要采用面板数据方法。然后，我们利用 2002 ~ 2006 年的面板数据（Panel Data）进行了固定效应（Fixed Effect）和随机效应（Random Effect）模型分析，以考察各个解释变量对地方政府卫生支出影响的偏效应（Partial Effect）。回归结果见表 6 – 6。

表 6 – 5　对模型设定进行的 Box – Cox 检验

模型设定形式	约束条件（零假设）				
	L_y	L_x	L_{max}	X^2 (2)	P（%）
log – log	0	0	– 669.78	0.75	0.386
Linear	1	1	– 757.86	176.92	0.000
Exponential	0	1	– 669.86	10.74	0.001
Semi – log	1	0	– 807.37	100.47	0.000

本章利用豪斯曼检验（Hausman Test）来判断不可观测误差项是否存在外生，结果[4]表明两个模型的参数估计之间存在系统差异，这意味着 a_i 可能存在内生。进一步的，本章采用了 Ramsey 回归方程误差设定检验（RESET）来判断 FE 模型是否存在错误设定[5]。所有的检验结果表明本章的 FE 模型估计是一致的。因此以下只针对固定效应模型得到的参数值进行讨论。

人均财政收入、人均中央补助、15 岁以下人口比例、SARS 事件和时

---

[1]　固定效应模型和随机效应模型的详细区别，更多参考（Greene，2003）。

[2]　在我们的模型中，误差项是由两部分构成：省份的个体影响和传统的随机项。

[3]　BP – LM 检验结果，$X^2 = 96.07$，p = 0.0000，样本中存在个体影响。

[4]　Hausman 检验结果，$X^2 = 64.57$，p = 0.0000，拒绝固定和随机效应模型之间不存在系统差异的原假设。

[5]　RESET 检验结果为 $F (3, 107) = 0.88$，p = 0.4545，因此不能拒绝原假设模型设定是正确的。

间显著正向,以及城镇医保覆盖率和城镇化比例显著负向影响了各地政府卫生支出,这些变量的统计学显著水平都达到了 0.05。并且,回归解释了组内 94.2% 和总的 78.9% 的人均政府卫生支出的波动。

财政收入和中央补助对支出的弹性分别为 0.295 和 0.227,说明地方经济发展确实是地方卫生支出的决定因素之一,这与相关研究保持一致,说明地区间的经济发展不同造成地方间卫生支出的差异(王绍光,2003;黄小平和方齐云,2008)。中央补助对支出的弹性略小于财政收入弹性的结果,说明中央补助确实对地方卫生支出产生了如地方财政收入一样的影响。尽管相关的国家比较的文献发现收入弹性一般大于 1(Newhouse,1977;Milne 和 Molana,1991;Gerdtham,1992;Gerdtham 和 Jönsson,1992;Gerdtham 等,1992;Roberts,1999),但是本章的结果与相关的采用一国内地区间的研究相同,收入弹性明显的小于 1(Di Matteo 和 Di Matteo,1998;Giannoni 和 Hitiris,2002;Freeman,2003;Costa – Font 和 Pons – Novell,2007)。造成这种差别的可能原因在于地方政府卫生支出的地方政府收入弹性不同于全国的卫生总费用的全国收入弹性,可能前者要小于后者。本章的结果表明,中国地方政府卫生支出相对于地方政府而言是一种必需品(a necessity),而非奢侈品(a luxury good)。

年龄结构对卫生支出的影响都为正,但是 15 岁以下人口比例的影响显著,64 岁以上比例则在 0.1 的置信水平上仍然不显著。这反映出政府在婴幼儿卫生健康方面承担了更多的职责和义务,做了切实的保障工作,具体体现在政府支出中的计划生育和免费疫苗工作上。64 岁以上人口比例不显著、正的影响符合我们的直观判断,原因在于中国一般群体的医疗费用更多依赖于个人和社会保险的支出,政府只承担少部分人的公费医疗。

公共卫生状况中,SARS 事件显著地增加了 4.1% 的政府卫生支出[①],

[①] 考虑到各省可能对 SARS 的反映不同,因此本书加入了交叉项来分析对各个省不同的影响。从结果上看,只有一个地区(上海)在 5% 水平上显著区别于其他地区,因此本书认为 SARS 对各个省的影响几乎一致。由于篇幅的限制,本书没有报告详细的回归结果。

但是传染病发病率和死亡率的单个检验（T Test）和联合假设检验（Multiple Hypotheses Test）均不显著。这说明面对特大 SARS 疫情时，政府做出了积极的反应，并在支出上得到充分体现；但是日常的公共卫生状况，并没有在支出层面得到体现，公共卫生状况的变化并没有表现出支出费用的波动。

反映卫生机构因素的两个变量系数都为正，但均不显著。原因可能在于尽管国家每年都对卫生机构进行大量补贴，但机构间存在差额预算和全额预算的区别，并且每个地区对卫生机构进行的补贴的标准和方式也不尽相同。这些因素综合起来造成回归结果统计上的不显著。

对其他社会因素变量的系数估计结果显示城镇职工基本医保覆盖率对卫生支出有显著负的影响。一方面，这是由于城镇职工基本医疗保险的基金筹资基本全来自社会和个人，政府几乎没有支出；另一方面，医保覆盖人群越多，卫生费用越有保障，受保人群就越健康，健康人群正的外部效应会提高全社会健康水平，这样减少了卫生需求，同样减少了政府卫生支出。城镇化比例同样显著地减少政府卫生支出，这在于城镇化程度越低，人口密度越小，相对于人口密度稠密的地区政府要保证大致的公共卫生保障，就必然投入更多。在表 6 - 1 中，像西藏、青海、新疆等地区位居全国人均卫生支出前列，可以明显看出这样一种分布。另外，显著的时间趋势的系数表明，在这期间，政策等其他因素导致政府卫生支出每年递增 12.1%。这与表 6 - 4 相关变量的统计描述相吻合。其他的社会变量不显著，但是方向与以往研究一致。

表 6 - 6　对人均政府卫生支出回归的结果

N = 155	固定效应模型	随机效应模型
收入因素		
人均财政收入	0.295 *** (0.106)	0.406 *** (0.069)
人均中央补助收入	0.227 ** (0.107)	0.404 *** (0.060)

续表

N = 155	固定效应模型	随机效应模型
年龄结构因素		
15 岁以下人口比例	1.767 ***	2.252 ***
	(0.546)	(0.528)
64 岁以上人口比例	1.981	0.682
	(1.482)	(1.218)
公共卫生状况		
传染病发病率	− 0.015	− 0.010
	(0.015)	(0.018)
传染病死亡率	− 3.284	− 4.162 *
	(2.182)	(2.438)
SARS 事件	0.041 **	0.064 ***
	(0.018)	(0.017)
卫生机构因素		
每千人床位数	0.034	0.036
	(0.042)	(0.042)
每千人卫生技术人员数	0.055	0.143 ***
	(0.074)	(0.044)
其他社会因素		
城镇医保覆盖率	− 0.641 ***	− 0.522 ***
	(0.192)	(0.196)
城镇化比例	− 0.557 **	− 0.504 **
	(0.255)	(0.197)
女性人口比例	0.305	1.424
	(1.616)	(1.479)
大专及以上人口比例	0.655	0.339
	(0.766)	(0.741)
时间	0.121 ***	0.080 ***
	(0.035)	(0.016)
其他回归结果		
常数项	− 0.048	− 2.866 ***
	(1.049)	(0.866)
观测数	155	155

N = 155	固定效应模型	随机效应模型
统计指标		
组内 R^2	0.942	0.935
组间 R^2	0.876	0.868
总 R^2	0.789	0.875
F2：30 公共卫生	1.34	
P 值	0.277	
F2：30 卫生机构	0.92	
P 值	0.409	
F2：30 女性和教育	0.42	
P 值	0.662	

注：括号内为稳健标准误；*** 表示 $p < 0.01$，** 表示 $p < 0.05$，* 表示 $p < 0.1$。

6.7　相关讨论

6.7.1 模型联立性问题

事实上，反映公共卫生状况的传染病发病率和死亡率与政府卫生支出之间存在动态关系。一方面，传染病的恶化会导致政府卫生支出的增加，它们呈正相关；另一方面，政府卫生支出的增加会导致传染病疫情的减弱，它们之间呈负相关。因此，模型可能存在联立性误差。鉴于此，我们加入营利性医院的数量和床位数作为传染病的工具变量（Ⅳ）对原模型进行回归。结果二者仍然不显著，且发病率为正，死亡率依然为负[①]。另外，我们考虑在回归中采用的数据是年度数据，也就是说传染病的发病率和死亡率是一年中的累计数量；而政府卫生支出也是决算支出，是整个地区一年卫生支出的总额。因此，我们认为联立性问题在本研究中并不造成大的内生性问题。

[①] 传染病发病率和死亡率的系数分别为 0.156 和 −18.685。限于篇幅，本书没有详细报告回归结果。

另外，本研究加入这两个变量的目的是考虑在全国范围内，传染病疫情较严重的地区是否可得到更多的政府卫生投入。从需求的角度出发，回归结果不显著，我们认为是可以得出地区间政府卫生支出没有非常有效地针对公共卫生状况的结论。

6.7.2 模型滞后性问题

假如传染病在当期对卫生支出确实没有显著的影响，但也不能排除不存在长期影响的可能。我们分别加入了传染病发病率和死亡率的 1 年、2 年和 3 年的滞后变量，并分别做了固定效应模型的回归（见表 6 - 7）。从表中可以看到，加入了滞后 2 年的传染病变量后，传染病变量系数有正有负，但均不显著。在加入滞后 3 年后，传染病死亡率滞后第 2 年变量在 0.05 的置信水平上对卫生支出有非常大的影响。但此时回归自由度只有 41，结果意义不大。为了得到更准确的结果，还有待更多的数据。

表 6 - 7 添加滞后项的回归结果

	FE（1）	FE（2）	FE（3）	FE（4）
公共卫生				
传染病发病率	- 0.015 (0.015)	- 0.006 (0.016)	- 0.028 (0.021)	0.029 (0.040)
传染病死亡率	- 3.284 (2.182)	- 3.460 (2.475)	- 2.435 (2.766)	- 6.353 (7.676)
传染病发病率滞后 1 年		- 0.025 (0.020)	0.001 (0.015)	0.066 (0.050)
传染病死亡率滞后 1 年		- 1.456 (2.136)	- 0.646 (2.975)	- 8.476 (6.588)
传染病发病率 2 年			- 0.029 (0.024)	- 0.005 (0.032)
传染病死亡率 2 年			2.807 (2.470)	8.070 ** (3.876)
传染病发病率 3 年				0.066 (0.049)

	FE（1）	FE（2）	FE（3）	FE（4）
公共卫生				
传染病死亡率 3 年				-0.350
				(6.916)
SARS	0.041 **	0.153 ***		
	(0.018)	(0.054)		
收入因素				
人均预算收入	0.295 ***	0.114	0.172	-0.068
	(0.106)	(0.103)	(0.157)	(0.278)
人均中央转移支付	0.227 **	0.267 **	0.382 ***	0.047
	(0.108)	(0.114)	(0.133)	(0.299)
人口年龄结构因素				
15 岁以下人口比例	0.018 ***	0.017 **	0.005	0.027
	(0.005)	(0.007)	(0.007)	(0.017)
64 岁以上人口比例	0.020	0.004	0.016	0.026
	(0.015)	(0.014)	(0.014)	(0.033)
医疗机构因素				
每千人床位数	0.034	-0.124	-0.080	-0.476 ***
	(0.042)	(0.076)	(0.071)	(0.135)
每千人卫生技术人员数	0.055	0.089	0.145	-0.055
	(0.074)	(0.104)	(0.098)	(0.190)
其他社会因素				
城镇职工医疗保险覆盖率	-0.641 ***	-0.255	-0.570	1.212 *
	(0.192)	(0.347)	(0.427)	(0.715)
城镇人口比例	-0.557 **	-0.356	-0.552	2.204
	(0.255)	(0.353)	(0.464)	(1.973)
女性人口比例	0.305	2.000	1.318	1.389
	(1.616)	(1.774)	(2.026)	(4.515)
大专及以上人口比例	0.655	0.366	1.296	3.191
	(0.766)	(1.114)	(1.116)	(1.985)
时间趋势	0.121 ***	0.198 ***	0.160 ***	0.318 ***
	(0.035)	(0.035)	(0.042)	(0.084)

158

	FE（1）	FE（2）	FE（3）	FE（4）
其他社会因素				
常数项	−0.048 （1.049）	0.188 （1.169）	−0.651 （1.587）	1.862 （5.169）
观测数	155	124	93	62
省份数量	31	31	31	31
R^2	0.789	0.364	0.776	0.089

注：括号内为稳健标准误；*** 表示 $p < 0.01$，** 表示 $p < 0.05$，* 表示 $p < 0.1$。

6.8 本章小结

本章的主要目的是研究哪些经济、社会因素影响了地方政府卫生支出，并且检验了支出是不是显著地针对地方公共卫生问题的变化而增减。通过实际数据的分析，发现：①地方人均财政收入、人均中央转移支付、15 岁以下人口比例、城镇基本医保覆盖率和城镇人口比例非常显著地影响地方政府卫生支出，并且财政收入和转移支付对政府卫生支出弹性非常接近，分别为 0.295 和 0.227；②SARS 事件显著影响了地方政府卫生支出，但是找不到其针对一般传染病的疫情状况做出了明显反应的统计学证据。

本章发现地方财政收入显著影响了地方政府卫生支出，由于地方财政收入与地方 GDP 高度相关，所以可以得出地方卫生支出确实受到了当地经济发展的影响这一结论，这与相关文献的结论保持一致（代英姿，2004；刘军民，2005），但是与目前文献不同的是，本章还发现中央转移支付、15 岁以下人口比例、城镇职工医疗保险覆盖率和城镇人口比例也对地方卫生支出造成了显著影响，这说明经济发展只是造成地区间政府卫生支出巨大差异的因素之一。这些其他因素中，如人口年龄比例和城镇化比例可能反映了各地区对政府卫生支出不同的需求，这些因素可以称之为"合理因素"，那么排除这些合理因素，追求地区间完全的政府卫生支出均等化并不是明智的政策选择。政策制定者更应该关心的是那些如地方政府收入这些因素造成的地区间政府卫生支出差距的人为"不合理因素"。这就为政策制定者提出了挑战，需要从影响因素中区分出合理因素和不合理因素，从而来更有效率和更公平地分配公共卫生资源。当然本章向政策制定者提供了经验依据。

本章另外一个重要发现是政府卫生支出的财政收入弹性和转移支付弹性都非常小，并且在大小上很接近。实际上，转移支付的弹性还要更小，根据估计的结果，财政收入和转移支付增加 10% 意味着政府卫生支出平均增长 2.95% 和 2.27%。这意味着地方政府在使用转移支付进行卫生投入时比直接使用财政收入进行卫生投入时更为吝啬，也就是说转移支付至少在公共卫生支出上并没有取得均等化各地公共服务支出的作用。本章认为总转移支付中较小比例的卫生专项转移支付是造成转移支付低效的重要原因。如上文提到的，财力性转移支付、专项转移支付和税收返还各占总转移支付的1/3。下放到地方的前两类转移支付数量由中央政府来决定。地方政府决定财力性转移支付和税收返还的使用用途。这点上来说，地方政府使用这两种转移支付就如同使用地方财政收入，所以这两方面收入的增加并不会促使地方政府在公共服务，特别是公共卫生上进行更多比例的投入。再加之整个专项转移支付中只有很少一部分用于卫生事业，所以三个部分的转移支付加总的弹性自然就要比财政收入的政府卫生支出弹性小。因此，为了缩小因为财力造成的政府卫生支出地区差异，本章建议中央政府加大卫生专项转移支付比例，制定缩小地区间卫生支出差异的专门转移支付政策。只有这样，才能促进转移支付系统起到缩小地区间政府卫生支出差异的作用。

公共健康状况的估计结果反映出在 2002~2006 年地方政府卫生支出并没有有效地针对地区间出现的传染病疫情进行波动。实际上，在SARS 事件后，中央政府展开了很多专门针对传染性疾病的措施（Kaufman，2008）。本章猜测之所以得到这样的结果的原因可能来自于地方政府对传染性疾病进行了一次固定投入后，然后采用每年递增的方式增加投入。如果是这样的话，这些投入的波动就被地区虚拟变量和时间趋势变量捕获。不幸的是,本章没有找到地方政府专门针对传染病的投入数据,所以不能对以上的假设进行实证。然而,基于本章的结果,至少能够说明现有的地方政府卫生支出体系在一定程度上存在僵化问题,它不能有效地针对公共卫生状态的变化进行调整。因此,本章认为建立一个更加灵活针对公共卫生状态的卫生支出体系应该被政策制定者所考虑,本章相信这样的改变将使得政府卫生支出取得更大的成功。

本章节存在以下局限。首先,关于影响支出的需求因素,哪些是合理的,为什么合理,没有进行详尽讨论,因此需要进一步的研究进行探讨。其次,本章数据分析结果都是各因素的弹性和半弹性系数,比值形式只能粗略反映支出与各因素的消长关系,不能精确刻画各因素的具体数量决定情况。当然,这些局限的克服还有赖于更详细的数据和进一步的研究。

第7章

"促进均等"与政府卫生支出（下）
——对地区差异收敛的实证研究

7.1 引言

医疗卫生服务的产出是健康。健康是人类的基本生理需求，是个人"一种非常基本的自由"（Sen，2002），作为有益品（Merit Goods），它又具有极强的正外部性，对促进社会经济发展发挥着重要作用（Bhargava 等，2001；Bloom 等，2004；Murphy 和 Topel，2006）。因此，医疗卫生服务的重要性加之疾病风险对个人的高度不确定性决定了政府有责任为全体公民建立一整套基本医疗保障制度，使他们无论贫富，都享有基本的"病有所医"的医疗服务，以保障人人享有公平健康的基本权利（Costa Font 等，2011）。

为了达到这个目的，政府通常将注意力集中在促进政府卫生支出在地区间均等化这个公共政策工具可直接操作的目标上。然而大量的实证研究表明，政府卫生支出在一国内的地区间存在巨大的差异（Giannoni 和 Hitiris，2002；Joan 和 Jordi，2007；Pan 和 Liu，2011）。中国也不例外。1997 年，人均政府卫生支出最高的地区上海市（185 元）是最低地区广东省（18 元）的 10 倍多①。2000 年，在 WHO 公布的对 191 个国家卫生系统的评估中国在筹资公平上仅排名第 188 位。

---

① 该数额已通过 CPI 进行调整，以 2009 年为基年。

经济发展的差异和政府转移支付制度的低效是中国政府卫生支出地区差异巨大的"不合理"原因。这在本书的第六章已经详细讨论。这里,我们认为造成地区间差异的另外一个重要因素在于中国卫生系统的筹资体系。在中国 20 世纪 70 年代末开始的改革开放之前,中国的医疗保险系统主要针对工作人群,其中包括了针对农村居民的农村合作医疗和针对城市工作人群的劳保医疗和公费医疗。大部分的农村和城镇居民都被上述保险制度所覆盖。然而在改革开放后,随着中国社会经济制度的巨大变革,劳保制度和合作医疗制度受到巨大冲击,导致农村和城镇大部分居民实质上没有医疗保险的覆盖(Wagstaff 等,2009)。从 20 世纪 70 年代后期到 2003 年,绝大部分的政府卫生支出(卫生事业费)用于补助公立医疗机构。在这种补供方的财政模式下,政府补助更多的是按编制的床位数或人员数进行补贴,也就是说,越大型的医疗机构获得的补助越多。因为越大型的医疗机构更多地集中于较发达的地区,因此补供方的财政模式不仅不能缩小地区间政府卫生支出的差异,反而可能加大其间的鸿沟。

巨大的差异不仅使得地区间居民对医疗卫生服务利用的公平性受到极大损害,财政支出作为二次分配没有充分体现其促进社会公平进程的功能,与建立和谐社会和统筹区域发展相违背,而且卫生资源地区间的不平衡配置还会降低政府卫生支出的有效性(王俊,2007)。因此,建立一个更加公平的政府卫生支出体制,促进政府卫生支出在地区间的收敛是政策制定者关心的重要问题。

本章认为这种差异可能随着时间会呈现收敛。首先从经济学角度出发,假设政府卫生支出的生产函数呈边际递减,那么政府卫生支出水平低的省份自然相对于较高的省份更有激励增加卫生投入,表现为较低省份在政府卫生支出上出现一个赶超行为,从而呈现在全国范围内政府卫生支出差异的收敛。进一步地,近年来在全国范围内建立的基本医疗保险制度,包括新型农村合作医疗和城镇居民基本医疗保险促进了中国卫生财政政策向补需方的转变。在新的补需方的卫生财政政策下,政府卫生支出更多的是基于参保个人,相对于基于医疗机构,显然这种政策将会促进政府卫生支出在地区间的收敛。2009 年"新医改"出台后，政府更是承诺在 3 年内新增投入 8500 亿元到医疗卫生领域，其中三分之二用于对需方的补助。因此，本章认为这将大大促进政府卫生支出在地区间的收敛。

然而，相关文献同时也发现政府卫生支出可能与经济发展相关，而且可能是一种奢侈品（Newhouse，1977；Gerdtham，1992），如果这样，经济发展较快的地区就更可能在卫生领域投入更多。那么，地区间政府卫生支出差异的收敛可能仍然是一个有待实证研究回答的问题。

尽管越来越多的研究考察了中国政府卫生支出地区差异性问题（王俊，2007；黄小平、方齐云，2008），但迄今为止还没有发现任何文献针对政府卫生支出地区差异是否存在收敛进行过系统研究。并且大部分相关文献采用的数据也仅截至 2006 年，无法识别补需方的卫生财政政策的转变对政府卫生支出差异造成的影响。中国"十二五"规划清晰地指出了医改政策的主要目的是向全国人民均等化地提供医疗服务，那么找到能够有效促进政府卫生支出均等化的方法对公共政策制定者至关重要。本章出于这个目的，借鉴了新古典经济增长理论中的经济收敛的概念，考察了 1997~2009 年中国政府卫生支出地区差异是否存在 δ - 收敛，并进一步通过动态面板模型分短期和长期考察了地区间是否存在绝对和条件 β - 收敛，最后基于分析的结果就如何促进更加公平有效的政府卫生支出体制的建立进行了探讨。

7.2 数据和方法

7.2.1 数据来源

本章采用中国 1997~2009 年省级的统计数据，其中人均政府卫生支出和 GDP 均采用 CPI（2009 年 =100）进行调整，人口密度通过 2000 年人口普查数据和各年各省区市总人口推算得到。相关数据来自《中国统计年鉴》（1998~2010）和《中国卫生统计年鉴》（1998~2010）。

7.2.2 实证分析的基本框架

由于新古典经济增长理论中对经济收敛的判定条件(包括地区间同一的技术、完全的竞争、类似的政策偏好和发展潜力等)也正是中国缩小地区差异、追求经济社会统筹发展的基本目标,所以本章借鉴其收敛的两个基本概念(δ-收敛和β-收敛)对中国地区间政府卫生支出是否存在内在收敛,进行严格的计量分析。

在一个时间段内,如果每年各地区人均政府卫生支出离散程度随时间减小,就称之为δ-收敛,采用变异系数(coefficient of variation,CV)进行衡量,计算公式如下:

$$CV_t = \delta_t \ / \mu_t \times 100\% , \ t = 1, \ 2, \ \cdots, \ (T-1) \qquad (7-1)$$

其中,δ_t是第 t 年跨地区的政府卫生支出的标准差,μ_t是第 t 年各省区市政府卫生支出的平均值。

在一个时间段内,如果人均政府卫生支出初始值较低的地区的增长速度比初始值较高的地区快,从而呈现地区间的趋同,那么这种差距缩小的进程就称之为β-收敛,采用以下模型进行考察:

$$\Delta Y_{i,t+k} = \alpha \ + \beta Y_{i,t} + \psi X_{i,t} + \varepsilon_{it}, \ t = 1, \ 2, \ \cdots, \ (T-k) \qquad (7-2)$$

其中,$Y_{i,t}$是各省区市政府卫生支出的自然对数,$\Delta Y_{i,t+k}$是 $Y_{i,t+k}$ 和 $Y_{i,t}$ 之差,$X_{i,t}$ 代表包括人均 GDP、人口密度、女性人口比和抚养人口比在内的其他解释变量。按照定义,如果存在β-收敛,则 $\beta < 0$。模型(7-2)中 $X_{i,t}$ 为空时为无条件收敛框架,即估计的系数 β 反映的是绝对收敛(absolute convergence)。当加入新变量后,系数 β 反映的是一种条件收敛(conditional convergence),即收敛速率的差异同时被其他变量决定。

7.2.3 δ-收敛

我们首先采用变异系数考察了人均政府卫生支出的δ-收敛。图7-1描述了中国 31 个省区市 1997~2009 年人均政府卫生支出变异系数

的动态过程①。作为比较，图 7-1 还添加了反映跨省区市人均 GDP 变
异系数的曲线。可以看到，1997～2004 年，跨地区人均政府卫生支出
离散程度呈波动变化。但至 2004 年起，特别是 2007～2009 年，跨地区
政府卫生支出差异急剧缩小。跨地区的人均 GDP 变异系数在此期间变
化相对较小，呈先增大后缩小的趋势。值得注意的是，从 2004 年开始，
跨地区政府卫生支出差异的缩小速度远大于人均 GDP，2004 年高出
GDP 变异系数的 22.47%，到 2009 年降低到低于其 21.08%。总的来
说，跨地区的人均政府卫生支出从 2004 年开始表现出 δ-收敛，且收敛
速度高于 GDP。

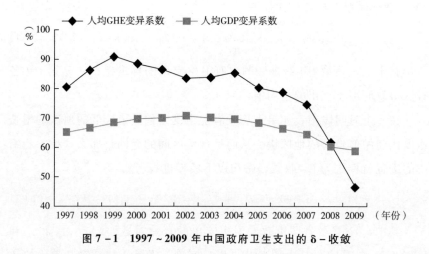

图 7-1　1997～2009 年中国政府卫生支出的 δ-收敛

7.2.4　β-收敛

为考察各省区市政府卫生支出在 1997～2009 年是否存在"追赶"
式的 β-收敛，我们首先采用散点图直观描述了各省区市政府卫生支出
在这期间平均年增长率与其在 1997 年初始支出水平的关系，如图 7-2
所示。可以看到，二者呈明显的负相关关系，这为我们提供了一个 β-
收敛的直观证据。

———————

① 限于篇幅，各年的人均政府卫生支出的标准差、均值及变异系数都没有报告。对这些
　　结果感兴趣的读者可以向作者联系索取。

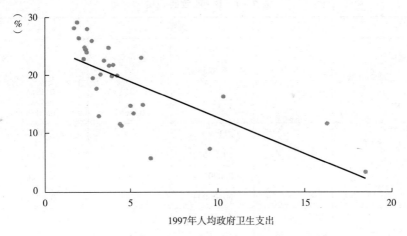

**图 7 - 2 1997 年各省区市人均政府卫生支出与 1997 ~ 2009 年
各省区市人均政府卫生支出年平均增长率**

接着,我们采用模型对 β - 收敛进行回归分析。表 7 - 1 报告了计量分析结果。模型 1 和模型 2 考察了短期 ($k = 1$) 的 β - 收敛。模型 1 是短期无条件收敛的框架。在 1% 的水平下,上一年的政府卫生支出的估计值显著为正,这个估计结果不支持绝对 β - 收敛的假设,并且还表明在无条件框架下政府卫生支出差距按每年 5.57% 的速度扩大。模型 2 是条件收敛框架,加入了人均 GDP、人口密度、女性人口比和抚养人口比等变量以反映各省区市的经济发展和人口结构特征。尽管在 10% 水平下不显著,上一年政府卫生支出变量估计系数的符号仍然为正,表明在控制经济和人口特征条件下,跨地区政府卫生支出没有呈现差异扩大化的趋势,但也不呈现 β - 收敛。

模型 3 和模型 4 考察了政府卫生支出长期 ($k = 12$) 的 β - 收敛。从估计结果看,与短期相反,两个模型中初始的政府卫生支出变量的估计系数都显著为负,表明无论是在无条件框架下,还是在控制经济和人口特征的条件框架下,初始支出水平相对较低的省区市的增长率较高,呈现"赶超"特征,即 β - 收敛。这与之前图 7 - 2 的结果保持一致。

表 7 - 1 β - 收敛回归结果

	（1）	（2）	（3）	（4）
GHE$_{t-1}$	0.0557 ***	0.0210		
	（0.0139）	（0.0238）		
GHE$_{t-12}$			- 0.4813 ***	- 0.1985 *
			（0.0669）	（0.1135）
人均 GDP		0.1159 ***		- 0.5078 ***
		（0.0363）		（0.1261）
人口密度		- 0.0001 ***		0.0000
		（0.0000）		（0.0001）
女性人口比		- 1.8856 *		- 3.3135
		（1.0731）		（6.3611）
抚养人口比		0.2205		- 4.2250 ***
		（0.3527）		（1.0082）
常数	- 0.0631	- 0.0925	3.9095 ***	10.3288 ***
	（0.0619）	（0.6593）	（0.2321）	（3.4678）
N	372	372	31	31
R^2	0.0620	0.1427	0.6397	0.8413

注：每个解释变量的系数估计值下面的圆括号里的数字，是系数估计的稳健标准差。为直观起见，我们将双尾 t 检验的显著性水平（p 值）小于 1% 的情形标记为 " *** "；大于 1% 小于 5% 的情形标记为 " ** "；大于 5% 小于 10% 的情形标记为 " * "。以下同。

在表 7 - 1 报告的全国样本基础上，考虑东、中、西部区域内部可能因为具有类似的经济地理特征，引入（蔡昉和都阳，2000）定义的"趋同俱乐部"的概念，按照中国统计局的标准将全国 31 个省区市样本划分为东、中、西部三个子样本进行回归，考察"趋同俱乐部"内部是否存在短期（k = 1）的 β - 收敛①，如表 7 - 2 所示。得到的结果支持全国样本回归结果，东、中、西部内部也不呈现 β - 收敛，与全样本不同的是，在无条件框架下，西部 10 个省区市内部差异尽管不呈现

① 由于划分为 3 个地区后，每个地区分别只有 12 个（东部）、9 个（中部）和 10（西部）个省区市，限于样本限制，没有考察"俱乐部"内部的长期（k = 12）β - 收敛。

β - 收敛,但也不存在全样本的显著扩大趋势。

表 7 - 2　俱乐部 β - 收敛回归结果

	东　部		中　部		西　部	
	(1)	(2)	(3)	(4)	(5)	(6)
GHE$_{t-1}$	0.039 ***	0.012	0.166 ***	0.014	0.045	- 0.082
	(0.011)	(0.040)	(0.016)	(0.050)	(0.038)	(0.094)
条件变量	否	是	否	是	否	是
R^2	0.067	0.217	0.468	0.627	0.022	0.142

注:条件变量包括人均 GDP、人口密度、女性人口比和抚养人口比。

7.3　本章小结

本章借鉴新古典经济增长理论中的经济收敛概念,分析了中国政府卫生支出地区差异是否存在收敛,发现:第一,中国跨地区人均政府卫生支出离散程度从 2004 年以后呈下降趋势,满足 δ - 收敛,并且与人均 GDP 相比,政府卫生支出的 δ - 收敛明显更快。第二,在全国范围内,跨地区政府卫生支出在短期既不存在绝对 β - 收敛,也不存在条件 β - 收敛,但在长期呈现出了明显的"赶超"特征,存在绝对和条件 β - 收敛。第三,即使将全国划分为东中西 3 个"趋同俱乐部",它们内部也不存在短期的绝对和条件 β - 收敛。

从 2003 年中国政府确立了经济社会和谐发展的全新战略,到 2006 年开始的"新医改"筹备,到 2009 年中共中央国务院"医改意见"的正式出台,乃至 2011 年"两会"对民生问题的关注,医疗卫生领域受到政府越来越大的重视。伴随财政投入的迅速增加,缩小跨地区的政府卫生支出差异将直接促进地区间居民对医疗卫生服务利用的公平性,并且作为二次分配,还可能对中国现存的收入不平等问题起到缓解的作用(刘晓凤,2010)。因此,优化财政资源在卫生领域的空间配置,"促进基本公共卫生服务逐步均等化"成为政策制定者迫切的需要。

结合我们的实证结果看，无论是 2004 年后跨省区市政府卫生支出的 δ-收敛，还是长期的 β-收敛，都表明了党的十六大以后政府在促进各地区基本公共卫生服务均等化方面所取得的巨大成功。其中值得注意的是，2003 年后政府卫生支出从"补供方"模式向"补需方"模式的转型在促进公平配置上起到的作用。传统的"补供方"模式是政府支出直接投向医疗机构。由于地区间卫生设施本来不均匀配置，"补供方"模式不仅不能有效缩小地区差异，还可能集中卫生财政资源。而由于"补需方"是按人头对个人的直接财政补助，从简单逻辑上看，是随人流动，因此必将起到促进缩小差异的作用。分别在 2003 年和 2007 年建立和展开的新型农村合作医疗与城镇居民基本医疗保险制度，都采用了政府补助的方式，在时间上也恰好与实证分析中 2004 年后明显的 δ-收敛相关。因此，坚持和深化卫生财政的"补需方"转型是促进政府卫生支出的公平配置的有效政策手段之一。当然，对转移支付体制的优化是另外一个有效政策手段，这也是相关研究所持的普遍观点。按照 Pan 和 Liu（2011）的研究，加大专项转移支付中卫生专项转移支付所占比例将更利于发挥转移支付的功能，促进地区间的政府卫生支出均等化。

另外还需强调的是，促进政府卫生支出在地区间的均等化其内涵是在"使用价值形态上"的均等化（贾康，2010）。这可以理解为居民在患病时享有的对医疗卫生服务的物理和财务可及性的均等化。比如说，与人口密度高的地区相比，要保障患病后能享有相同的医疗服务的物理可及性，地阔人稀的地区平摊到人均的卫生支出就自然相对要高。这只是就人口密度一个条件来讲，在优化卫生支出体制时需要考虑更多的维度。这就为政策制定者提出了更高的要求：首先判断哪些因素构成了这些条件。Smith 等（2001）将人均政府卫生支出因素分为"正当因素"（legitimate factors）和"不正当因素"（illegitimate factors）。在研究中国政府卫生支出地区差异时，很多学者注意到了地区经济发展状况不同是其主要原因，但同时认为这不合理，其实表达的就是地区经济状况是"不正当因素"。哪些因素属于中国的均等化时的"正当因素"还需要进一步的研究。一般的,例如年龄结构、疾病谱、地理环境等属于"正当因素"。那么,就之前分析中的收敛框架而言,我们追求的政府卫生支出均等化不是各省区市间的绝对 β - 收敛,而是一种基于"正当因素"的条件 β - 收敛。这就又要求在地区间科学配置政府卫生支出时还需要依托一系列的包括计量经济学在内的科学方法。

我们期待"补需方"的卫生财政安排、转移支付制度的完善,以及科学的配置将有效促进一个更加公平有效的政府卫生支出体制的建立,在卫生领域逐步实现"基本公共服务的均等化",保障人人享有健康的基本权利和促进国家整体福利的提高。

第8章

结论和政策建议

2009年4月新一轮"医改"在全国范围内启动，政府投入大量的人力、物力，旨在从制度上系统解决越来越严重困扰亿万国民的"看病难、看病贵"问题，但如果改革措施未能遵从客观规律，那么"看病难、看病贵"问题将依然存在，使得我们大大偏离民生制度建设正确轨道。那么，调整、完善现有改革措施的现实重要性为我们提出了对现阶段的医改政策进行评估的紧迫要求。但医疗服务既具有普通经济商品的一般性，又兼具衍生需求等"特殊性"，并且随着社会的变革，还受到真实世界中各种社会经济条件和制度的客观约束，这决定了理论研究在短时间内很难取得革命性的突破。因此，本书以问题为导向，采用实证研究的分析方法对现阶段改革中相关市场机制和政府干预措施进行研究，以期为中国医药卫生体制改革的实践提供科学的决策参考和政策建议。

本书介绍了国内外关于市场和政府定位研究的现状，并结合中国实际面临的重大问题和改革议题，采用全国的省市级宏观和个人微观面板数据，灵活运用相关产业经济学、劳动经济学和卫生经济学方法，对中国医药卫生体制改革中的相关市场机制和政府干预措施展开系统研究。本书的主要特点是将理论分析和实证分析有效结合起来，在借鉴国外最新研究理论和方法的基础上，针对中国的具体问题展开实证研究。本书试图通过这种分析，为中国医疗卫生领域的研究贡献微薄力量，为中国新一轮医药体制改革建言建策。下面将从四个角度："外加推力"——

市场竞争机制对医疗市场产出的影响，"内增活力"——公立医疗机构管办分开改革对医疗服务供给的影响，"覆盖全民"——城镇居民基本医疗保险对人民健康的影响，以及"促进均等"——政府卫生支出地区差异的决定因素和收敛，概括全书的结论。

8.1　基于中国医改实践的发现

8.1.1　关于"外加推力"——市场竞争机制对医疗市场产出的影响

本书基于产业组织理论，通过医疗市场竞争与产出分析，构建医疗服务市场竞争对产出影响的模型，利用 2002～2009 年中国省级层面的宏观数据和 2007～2010 年全国代表性的微观个人数据，采用 SCP 分析框架，通过计量经济学方法分析了竞争机制对医疗市场中分门诊和住院的若干质量和费用指标的影响，从实证的角度回答了长期在国内激烈讨论的"市场竞争是否促进中国医疗卫生市场更好的医疗服务产出？尤其是市场竞争在哪些方面起到了作用？"两个问题，发现医疗卫生市场领域的竞争不仅有助于促进中国医疗服务质量的提高，还有助于缓解中国医疗卫生领域长期存在的"看病贵"及"大处方"问题，说明市场竞争机制在医疗卫生领域"有效"。

本书所研究的竞争在内涵上包含两个方面：一方面是类似于美国医疗卫生市场中存在的市场竞争，即作为一个普通产业，私营经济体之间的竞争；另一方面本书在竞争上的第二层内涵还包括类似英国医疗 NHS 中存在的内部竞争。本书认为，在中国现有医疗卫生体制中，公立医疗机构是最重要的一个组成部分。竞争机制不应该将它们排斥在外，公立医疗机构不是竞争的对立面，公立医疗机构的运营也不是市场机制的对立面。如果公立医疗机构能够很好地引入竞争机制，如通过潍坊模式的"管办分开"改革，公立医疗机构的竞争也能在中国医疗市场中发挥积极作用。

8.1.2 关于"内增活力"——公立医院管办分开改革对医疗服务供给的影响

本书从供给的角度，将"管办分开"政策放到整个医药体制改革的背景下，讨论了"管办不分"怎样对医疗市场供给产生制约，并就"管办分开"的概念进行了讨论，最后采用模型对潍坊市、无锡市和苏州市的"管办分开"改革对供给的影响进行估计。本书发现，"管办分开"对3个城市医疗卫生供给资源产生了不同的影响，无锡市的改革并没有显著增加卫生供给，而潍坊市和苏州市对供给的政策影响非常明显。进一步地，本书还发现"管办分开"政策的实施的影响是逐年递增的，在开始的一年可能并不显著，并且影响效果较小，但是之后对供给的影响逐年明显增强。

8.1.3 关于"覆盖全民"——城镇居民基本医疗保险对人民健康的影响

本书利用最新具有全国代表性的微观数据——2007～2010年"国务院城镇居民基本医疗保险试点评估入户调查数据"，估计了城居保对城镇成年人健康的因果影响。由于城居保政府补助比例在各地不同，这将影响到个人参保意愿，从而改变个人的参保状态，而政府补助比例往往对个人健康而言是外生因素，本书利用了这一"自然实验"——政府补助比例的差异导致的城居保参保的不同，识别了城居保对参保个人健康的影响。个人自评健康对城居保参保状态的最小二乘法估计结果显示个人健康与参保状态存在显著的负相关，这意味着城居保的自愿参保政策可能导致了严重的"逆向选择"问题。固定效应模型尽管没有排除健康与参保的交互关系，但是修正了由不可观测的"固定效应"带来的偏差，得到了二者无显著关系的估计结果。接着，通过采用各市级针对不同的城居保参保人群的政府补助比例作为工具变量（Ⅳ）进行估计，结果显示城居保显著提高了参保个人的健康。进一步对不同社会经济状态人群进行分析发现城居保对弱势人群（低收入、低教育水平）

健康起到的正向作用更大。另外我们还通过对影响渠道的估计，找到了一些证据，支持城居保提高了参保者卫生服务利用但并未增加个人就医经济负担，从而说明城居保可能正是通过提高卫生服务利用促进个人健康。从更多健康指标的回归结果看，城居保并没有对慢性病和 EQ5D 得分及其各个维度产生一致的显著正向影响。

从社会福利而言，城居保制度的建立为城镇非就业居民避免病患在财务上提供了更多选择，选择增加的本身对于个人就是帕累托改进。并且由于自愿参保的政策，在行为理性的假设下，个人选择参保表明个人预期参保后增加的效用会较参保费用带来对其他消费而获得的效用更高，如果这个预期得到的效用是通过维护和提高个人健康水平得到，那么本书结果支持这个预期判断，即城居保在一定程度上取得了 1.95 亿参保百姓期望得到的结果。

8.1.4 关于"促进均等"——政府卫生支出地区差异的决定因素和收敛

（1）对地区差异决定因素的实证研究

本书的主要目的是研究哪些经济、社会因素影响了地方政府卫生支出，并且检验了支出是不是显著地针对地方公共卫生问题的变化而增减。通过实际数据的分析，发现以下两点：①地方人均财政收入、人均中央转移支付、15 岁以下人口比例、城镇基本医保覆盖率和城镇人口比例非常显著地影响地方政府卫生支出，并且财政收入和转移支付对政府卫生支出弹性非常接近，分别为 0.295 和 0.227；②SARS 事件显著影响了地方政府卫生支出，但是找不到其针对一般传染病的疫情状况做出了明显反应的统计学证据。

本书发现地方财政收入显著影响了地方政府卫生支出，由于地方财政收入与地方 GDP 高度相关，所以可以得到地方卫生支出确实受到了当地经济发展的影响，这与相关文献的结论保持一致，但是与目前文献不同的是，本书还发现中央转移支付、15 岁以下人口比例、城镇职工医疗保险覆盖率和城镇人口比例也对地方卫生支出造成了显著影响，这说明经济发展只是造成地区间政府卫生支出巨大差异的因素之一。

本书另外一个重要发现是政府卫生支出的财政收入弹性和转移支付弹性都非常小，并且在大小上很接近。实际上，转移支付的弹性还要更小，根据估计的结果，财政收入和转移支付增加 10% 意味着政府卫生支出平均增长 2.95% 和 2.27%。这意味着地方政府在使用转移支付进行卫生投入时比直接使用财政收入进行卫生投入时更为吝啬，也就是说转移支付至少在公共卫生支出上并没有取得均等化各地公共服务支出的作用。本书认为总转移支付中较小比例的卫生专项转移支付是造成转移支付低效的重要原因。

另外，公共健康状况的估计结果反映出在 2002～2006 年地方政府卫生支出并没有有效地针对地区间出现的传染病疫情进行波动，说明现有的地方政府卫生支出体系在一定程度上存在僵化问题，它不能有效地针对公共卫生状态的变化进行调整。

（2）对地区差异收敛的实证研究

本书借鉴新古典经济增长理论中经济收敛概念，采用省级数据，通过动态面板模型考察了 1997～2009 年我国政府卫生支出地区差异是否存在收敛，发现以下三点：第一，中国跨地区人均政府卫生支出离散程度从 2004 年以后呈下降趋势，满足 δ - 收敛，并且与人均 GDP 相比，政府卫生支出的 δ - 收敛明显更快。第二，在全国范围内，跨地区政府卫生支出在短期既不存在绝对 β - 收敛，也不存在条件 β - 收敛，但在长期呈现出了明显的"赶超"特征，存在绝对和条件 β - 收敛。第三，即使将全国划分为东、中、西 3 个"趋同俱乐部"，它们内部也不存在短期的绝对和条件 β - 收敛。

结合本书的实证结果看，无论是 2004 年后跨省区市政府卫生支出的 δ - 收敛，还是长期的 β - 收敛，都表明了党的十六大以后政府在促进各地区基本公共卫生服务均等化方面所取得的巨大成功。其中值得注意的是，2003 年后政府卫生支出从"补供方"模式向"补需方"模式的转型在促进公平配置上起到的作用。传统的"补供方"模式是政府支出直接投向医疗机构。由于地区间卫生设施本来不均匀配置，"补供方"模式不仅不能有效缩小地区差异，还可能集中卫生财政资源。而由于"补需方"是按人头对个人的直接财政补助，从简单逻辑上看，是随人流动，因此必将起到促进缩小差异的作用。

8.2　研究视角和实践方法的创新

本书基于政策制定者的角度，运用计量经济学方法，紧密围绕两条主线展开对中国医疗卫生体制改革的实证研究：第一，在医疗卫生服务的供给（递送）上，市场机制能否促进医疗卫生服务费用的降低和产出的提高；第二，在需方（筹资）上，政府干预，尤其是政府推进建立的基本医保制度能否促进人民健康的提高和如何缩小政府卫生支出在地区间的差异。从总体结构上，本书以产业经济、公共经济学和劳动经济学理论为指导，注重从越来越严重困扰亿万国民的实际问题（"看病难、看病贵"）出发，以中国医疗体制改革一系列措施和存在争议的热点问题入手，展开实证研究，最后提出市场与政府在医疗卫生市场供需双方上的分工的制度安排建议。

本书的研究将有助于深入探讨中国医药体制改革过程中如何缓解和解决困扰亿万国民的"看病难、看病贵"问题，丰富医疗卫生领域的经济理论，对发展和完善中国医药卫生体制中有关市场机制和政府干预基本理论研究做出贡献；并且为各级政府职能部门更加科学地开展医药卫生体制改革提供决策参考和政策建议，同时还可以为其他发展中国家制定医疗体制改革政策提供文献支持。所以，本书的研究具有重要的理论价值和实际意义。

（1）通过引入 SCP 分析框架分析了市场竞争对医疗产出的影响

本书以产业经济学理论为指导，基于 SCP 框架，分别采用宏观省级数据和微观个人数据研究了市场竞争对医疗产出的影响。在采用宏观省级数据进行研究时，构建了市场准入、市场势力和市场格局 3 类衡量指标分析了竞争在一般均衡下对医疗产出的影响；在采用微观个人数据进行研究时，构建了赫芬达尔－赫希曼指数和非公立医疗机构门诊或住院的市场份额来分别刻画该地区医疗市场的市场势力和市场格局进行研究。

本书首次系统地实证考察了市场竞争对医疗市场产出的影响，包括在一般均衡下三类市场结构衡量指标对分门诊和住院的产出质量和费用的影响，以及在局部均衡下，市场集中度和非公立医疗机构市场份额的影响，补充了相关实证分析文献的空缺。

（2）构建分年的政策效应模型，采用一阶差分的方法分析比较了不同形式的公立医院"管办分开"改革的影响

本书基于潍坊、苏州和无锡3个城市的公立医院"管办分开"改革创造的"自然实验"，采用标准的倍差模型，构建了三个城市的分年政策效应模型来考察随"管办分开"政策实施时间的深入而产生的分年和总的政策效应模型。考虑可能存在不随时间变化的不可观测效应，以及政策效应存在序列相关，本书采用了一阶差分的方法来进行实证估计，发现"管办分开"对3个城市医疗卫生供给资源产生了不同的影响，无锡市的改革并没有显著增加卫生供给，而潍坊市和苏州市对供给的政策影响非常明显。进一步的，我们还发现"管办分开"政策实施的影响是逐年递增的，在开始的一年可能并不显著，并且影响效果较小，但是之后对供给的影响逐年明显增强。

（3）利用"外生的"各地政府补助比例差异这个"自然实验"，通过2SLS回归估计了城镇居民基本医疗保险对参保个人健康的因果影响

政府补助比例在各年各地的差异导致的城居保参保覆盖的不同为识别中国城镇居民基本医疗保险对个人健康的因果影响提供了一个非常好的"自然实验"。通过使用政府补贴比例2SLS回归估计，本书找到了城居保正向影响个人自评健康的证据，并且发现城居保对社会经济状态差的人群影响更大。进一步地通过对可能的影响渠道分析，找到了一些支持城居保提高了参保者卫生服务利用（提高了个人住院的费用和住院的医疗机构等级）但并未增加个人就医经济负担的证据。但是，对更多的健康指标进行回归发现，城居保对慢性病和EQ5D得分及其各个维度并没有产生一致的显著正向影响。

　　由于医疗保险与健康交互影响，并且一些可观测的和不可观测的个人特征因素可能会共同影响参保行为和个人健康，相关文献采用了不同的识别方法从不同的角度估计了各种医疗保险对不同人群健康状况的影响。由于各国卫生体制差异很大，国外经验不一定符合中国实情，特别是由于经济发展的限制，中国社会医疗保险项目提供的卫生服务包并不丰富，在目前中国关注此类问题文章有限的情况下，中国现行的三大医疗保险（城市职工医疗保险、城镇居民基本医疗保险和新农合）到底对各个年龄段人群有没有显著影响成为问题，尤其是尚未见对（截至2010 年底）覆盖近 2 亿中国城镇人口的城镇居民基本医疗保险（以下简称"城居保"）进行的相关因果研究。本书的研究弥补了目前相关文献的不足。本书的结果为当前不断加大政府补助推进城乡医疗保险覆盖的公共政策提供了一定决策参考支持。同时，本书的结果也为其他发展中国家制定更大范围的尽管卫生服务包并不丰富医疗保险覆盖政策提供了文献支持。

　　（4）使用固定效用和动态面板模型，系统分析政府卫生支出地区差异的决定因素和收敛

　　本书首先利用固定效用的面板模型系统分析了造成政府卫生支出地区差异的决定因素，重点考察了收入因素、需求因素和其他社会因素对地方政府卫生支出的影响，发现地方卫生支出确实受到了当地经济发展的影响，这与相关文献的结论保持一致，但与目前文献不同的是，本书还发现中央转移支付、15 岁以下人口比例、城镇职工医疗保险覆盖率和城镇人口比例也对地方卫生支出造成了显著影响，这说明经济发展只是造成地区间政府卫生支出巨大差异的因素之一。进一步的发现是政府卫生支出的财政收入弹性和转移支付弹性都非常小，并且在大小上很接近，说明转移支付至少在公共卫生支出上并没有取得均等化各地公共服务支出的作用。最后，本书还发现公共健康状况的估计结果反映出在2002～2006 年地方政府卫生支出并没有有效地针对地区间出现的传染病疫情进行波动，说明现有的地方政府卫生支出体系在一定程度上存在僵化问题，它不能有效地针对公共卫生状态的变化进行调整。

在对差异收敛分的析中，本书借鉴新古典经济增长理论中的经济收敛概念，分析了中国政府卫生支出地区差异是否存在收敛，发现：第一，中国跨地区人均政府卫生支出离散程度从 2004 年以后呈下降趋势，满足 δ－收敛，并且与人均 GDP 相比，政府卫生支出的 δ－收敛明显更快。第二，在全国范围内，跨地区政府卫生支出在短期既不存在绝对 β－收敛，也不存在条件 β－收敛，但在长期呈现出了明显的"赶超"特征，存在绝对和条件 β－收敛。第三，即使将全国划分为东中西 3 个"趋同俱乐部"，它们内部也不存在短期的绝对和条件 β－收敛。迄今为止还没有发现任何文献针对政府卫生支出地区差异是否存在收敛进行过系统研究，本书弥补了这方面的不足。

8.3 政府与市场：不可分割的整体

本书研究的另一个目的是为中国医药卫生体制改革的实践提供科学的决策参考和政策建议。根据本书的主要发现，结合中国新一轮医药体制改革的实际情况，主要提出以下政策建议。

第一，本书对医疗服务递送方面的研究都发现市场竞争机制在医药卫生领域的有效性，发现在医疗服务的递送方面，"内增活力、外加推力"在现阶段能够从内部（公立医疗机构）和外部（社会力量）有效动员全社会办医的积极性，是解决中国医疗卫生领域长期存在的"看病难、看病贵"诟病的有效手段。因此，优化社会办医环境，推进公立医疗机构改革，培育和完善公正、公平、公开的医疗卫生市场，充分通过市场竞争机制来配置相关资源是缓解和解决目前"看病难、看病贵"问题的一个有效方式。

第二，在目前各地经济发展和卫生供给存在较大差别的情况下，强调一个在全国范围都适合的公立医院"管办分开"模式不是一个最佳选择。但对于"管办不分"的现状，只要公立医疗机构经营管理权与卫生行业行政权分开的措施实现了促进当地优质医疗卫生服务供给增加的目标，这个措施就是一个"占优策略"，这样基于当地实际情况的

"管办分开"改革就是进步。因此，建议各地在实施卫生体制"管办分开"改革时不应强调统一模式，应该积极探索适合当地实际情况的改革措施，"从有利于强化公立医院公益性和政府有效监管出发，积极探索政事分开、管办分开的多种实现形式"，从而满足新时期国民不断增长的多元医疗卫生服务需求。

第三，医疗服务筹资方面，在政府补助和推动下建立和推广的城镇居民基本医疗保险制度有效提高了参保人群卫生服务利用的质量，促进了人民群众的健康。因此，应该强化和巩固当前不断加大政府补助推进城乡医疗保险覆盖的公共政策。

第四，扩大中央对地方政府的专项卫生转移支付、推进补需方的财政补偿制度能够有效缩小政府卫生支出地区间的差异。当然，按照需求因素来科学配置政府卫生支出将有效促进一个更加公平的政府卫生支出体制的建立，促进地区间的政府卫生支出均等化，保障人人享有健康的基本权利和促进国家整体福利的提高。

参考文献

［1］蔡昉、都阳：《中国地区经济增长的趋同与差异——对西部开发战略的启示》，《经济研究》2000 年第 10 期，第 30～37 页。

［2］代英姿：《公共卫生支出：规模与配置》，《财政研究》2004 年第 6 期，第30～32 页。

［3］杜乐勋：《我国全社会卫生费用的宏观分析》，《中国卫生经济》1988 年第 5 期，第 4～10 页。

［4］发展改革委、卫生部、财政部、商务部、人力资源社会保障部：《关于进一步鼓励和引导社会资本举办医疗机构意见》，2010。

［5］符策慧：《潍坊：管办分开不分家》，《中国医疗前沿》2008 年第 1 期，第32 页。

［6］葛延风、贡森：《中国医改：问题、根源、出路》，中国发展出版社，2007。

［7］国务院：《国务院关于开展城镇居民基本医疗保险试点的指导意见》，2007。

［8］国务院城镇居民基本医疗保险试点评估专家组：《城镇居民基本医疗保险评估

报告 2010》，2011。

[9] 国务院深化医药卫生体制改革领导小组办公室：《深化医药卫生体制改革问答》，2009。

[10] 胡锦涛：《在中国共产党第十七次全国代表大会上的报告》，2007。

[11] 胡苏云：《医疗服务和保险中公共机制和市场机制的作用》，《人口与经济》2000 年第 6 期，第 42～45 页。

[12] 胡晓义：《把好事办好办实——关于城镇居民基本医疗保险制度的思考》，《中国社会保障》2007 年第 11 期，第 16～19 页。

[13] 黄枫、甘犁：《过度需求还是有效需求？——城镇老人健康与医疗保险的实证分析》，《经济研究》2010 年第 6 期，第 105～119 页。

[14] 黄恒学：《公共经济学》，北京大学出版社，2009。

[15] 黄小平、方齐云：《中国财政对医疗卫生支持的区域差异——基于泰尔指数的角度》，《财政研究》2008 年第 4 期，第 41～45 页。

[16] 贾康：《对医保与医改的一些探讨意见》，《中国卫生政策研究》2010 年第 1 期，第 39～42 页。

[17] 江芹：《"政事分开"、"管办分开"相关政策研究报告》，2007。

[18] 江苏省卫生厅医政处：《苏州市属医院实行管办分离的调研报告》，《医院领导决策参考》2008 年第 4 期，第 14～16 页。

[19] 金人庆：《关于规范财政转移支付情况的报告》，第十届全国人民代表大会常务委员会第二十八次会议，2007。

[20] 雷晓燕、谭力、赵耀辉：《退休会影响健康吗？》，《经济学》（季刊）2010 年第 9 卷第 4 期，第 1539～1558 页。

[21] 黎成、余漩、鱼敏：《东西部四城市城镇居民基本医疗保险方案对比分析》，《中国卫生经济》2010 年第 29 卷第 7 期，2010。

[22] 黎燕珍：《中国医改：20 年再回首》，《中国改革》2005 年第 10 期，第 30～33 页。

[23] 李克强：《不断深化医改，推动建立符合国情惠及全民的医药卫生体制》，《求是》2011 年第 22 期，第 3～10 页。

[24] 李林、刘国恩：《我国营利性医院发展与医疗费用研究：基于省级数据的实证分析》，《管理世界》2008 年第 10 期，第 53～63 页。

[25] 李玲：《医改专家：政府主导——充分利用市场机制》，《成都日报》2007 年

11 月 25 日。

［26］李少冬、仲伟俊：《中国医疗服务公平与效率问题的实证研究》，《管理世界》2006 年第 5 期，第 146～147 页。

［27］李纬：《中国医药和医疗体制改革的回顾与反思——一个基于利益集团的分析》，南开大学博士论文，2009。

［28］厉以宁：《市场经济大辞典》，新华出版社，1993。

［29］梁鸿、褚亮：《试论政府在医疗卫生市场中的作用》，《复旦学报》（社会科学版）2005 年第 6 期，第 91～98 页。

［30］林菀娟、刘国恩、熊先军、陈钢：《中国城镇居民基本医疗保险初期评价》，《经济学报》2011 年第 5 期，第 13～36 页。

［31］林毅夫：《新结构经济学——重构发展经济学的框架》，《经济学》（季刊）2010 年第 10 卷第 1 期，第 1～32 页。

［32］阿马蒂亚·森，《以自由看待发展》，任赜，于真译，中国人民大学出版社，2002。

［33］刘国恩：《全民医保：赋权于百姓》，《中国药物经济学》2008b 年第 3 期，第11～13 页。

［34］刘国恩：《全民医疗保障与保民生促增长》，《理论前沿》2009 年第 16 期，第5～23 页。

［35］刘国恩：《公立医院的改革发展，解放生产力是关键》，《中国卫生产业》2010 年第 7 期，第 22～25 页。

［36］刘国恩：《鼓励社会力量办医将演绎医改新局》，《中国医药科学》2011 年第5 期，第 6～8 页。

［37］刘国恩：《医改也应尊重市场经济的基本规律》，《21 世纪经济报道》2012 年2 月 29 日。

［38］刘继同：《公立医院管办分离的性质、含义、形式与基本类型》，《中国医院管理》2008 年第 4 期，第 14～16 页。

［39］刘军民：《公共财政下政府卫生支出及管理机制研究》，《经济研究参考》2005 年第 94 期。

［40］刘穷志：《公共支出归宿：中国政府公共服务落实到贫困人口手中了吗?》，《管理世界》2007 年第 4 期，第 60～67 页。

［41］刘晓凤：《医疗卫生支出与社会公平的动态相关性研究》，《湖北经济学院学

报》2010 年第 1 期，第 84~89 页。

[42] 马晓伟：《卫生部：公立医院改革工作要内增活力外加推力》，《医院领导决策参考》2010 年第 12 期，第 45 页。

[43] 荮同风、潘治宏：《探索医改新路：无锡管办分离模式推进政府职能转变》，《中国改革》2007 年第 3 期，第 23~25 页。

[44] 欧阳勋、黄仁德：《经济学》，台北：三民书局，1992。

[45] 潘杰、刘国恩：《卫生体制"管办"如何分开》，《中国社会保障》2010 年第 9 期，第 76~78 页。

[46] 潘杰、刘国恩：《卫生体制"管办分开"与供给——基于潍坊、无锡和苏州市的实证研究》，工作论文，2011。

[47]《医改 20 年》，Available from：http：//gov. people. com. cn/GB/46728/113521/ index. html，2012。

[48] 芮明杰：《产业经济学》，上海财经大学出版社，2005。

[49] 沈晓、余臻峥、向清：《公立医疗机构"管办分离"之我见》，《卫生经济研究》2009 年第 11 期，第 5~7 页。

[50] 孙颐：《苏州市属医院实行管办分离改革尝试》，《医院改革》2005 年第 3 期，第 12 页。

[51] 汪丁丁：《医生、医院、医疗体制改革》，《财经》2005 年第 21 期。

[52] 王虎峰：《解读中国医改》，中国劳动与社会保障出版社，2008。

[53] 王虎峰：《论争中的中国医改——问题、观点和趋势》，《中共中央党校学报》2008 年第 12 卷第 13 期，第 84~89 页。

[54] 王俊：《中国政府卫生支出规模研究——三个误区及经验证据》，《管理世界》2007 年第 2 期，第 27~36 页。

[55] 王俊、陈共：《中国公共卫生支出的内容和口径问题研究》，《财政研究》2007 年第 8 期，第 67~70 页。

[56] 王丽平：《较真公立医院"管办分离"》，《中国卫生产业》2008 年第 4 期，第 70~74 页。

[57] 王绍光：《中国公共卫生的危机与转机》，《比较》2003 年第 6 期。

[58] 王绍光：《政策导向、汲取能力与卫生公平》，《中国社会科学》2005 年第 6 期，第 101~120 页。

[59] 卫生部：《关于卫生工作改革若干政策问题的报告》，1985。

[60] 温家宝:《2008 年政府工作报告》,2008。

[61] 吴联灿、申曙光:《新型农村合作医疗制度对农民健康影响的实证研究》,《保险研究》2010 年第 6 期,第 60～68 页。

[62] 徐印州、于海峰、温海滢:《对我国公共卫生事业财政支出问题的思考》,《财政研究》2004 年第 5 期,第 16～17 页。

[63] 赵郁馨、陈瑛、万泉、张毓辉:《2004 年中国卫生总费用测算结果与卫生筹资分析》,《中国卫生经济》2006 年第 25 卷第 3 期,第 5～9 页。

[64] 中共中央:《关于构建社会主义和谐社会若干重大问题的决定》,2006。

[65] 中共中央、国务院:《国务院关于开展城镇居民基本医疗保险试点的指导意见》,2007。

[66] 中共中央、国务院:《关于深化医药卫生体制改革的意见》,2009。

[67] 国务院:《医药卫生体制改革近期重点实施方案 (2009～2011 年)》,2009。

[68] 国务院:《2011 年公立医院改革试点工作安排》,2011。

[69] 钟裕民:《1949 年以来中国医改决策的基本历程及其评价》,《天府新论》2011 年第 4 期,第 96～100 页。

[70] 周其仁:《医疗服务的资源动员》,《经济观察报》,2007。

[71] 周寿祺、顾杏元、周敖荣:《中国农村健康保障制度的研究进展》,《中国农村卫生事业管理》1994 年第 14 卷第 9 期,第 7～12 页。

[72] 周学荣:《我国药品价格虚高及政府管制研究》,《中国行政管理》2008 年第 4 期,第 21～24 页。

[73] 朱恒鹏:《医疗体制弊端与药品定价扭曲》,《中国社会科学》2007 年第 4 期,第 89～103 页。

[74] 朱俊生:《城镇居民基本医疗保险的比较制度分析——基于东、中、西部 3 省 9 市试点方案的比较》,《人口与发展》2009 年第 15 卷第 3 期,第 17～26 页。

[75] 朱幼棣:《大国医改》,世界图书出版公司,2011。

[76] 左学金、胡苏云:《城镇医疗保险制度改革:政府与市场的作用》,《中国社会科学》2001 年第 5 期,第 102～111 页。

[77] 萨缪尔森、诺德豪斯:《经济学》,高鸿业等译,中国发展出版社,1992。

[78] Daron Acemoglu, "Theory, General Equilibrium, and Political Economy in Development Economics", *Journal of Economic Perspectives* Vol. 24, No. 3, 2010, pp. 17–32.

[79] A. Appels, H. Bosma, V. Grabauskas, A. Gostautas & F. Sturmans, "Self–rated

Health and Mortality in a Lithuanian and a Dutch population", *Social Science and Medicine*, Vol. 42, No. 5, 1996, pp. 681 – 689.

[80] Kenneth J. Arrow, "An Extension of the Basic Theorems of Classical Welfare Economics", *Proceedings of the Second Berkeley Symposium on Mathematical Statistics and Probability*, 1952, pp. 19 – 20.

[81] Kenneth J. Arrow, "Uncertainty and the Welfare Economics of Medical Care", *The American Economic Review*, Vol. 53, No. 5, 1963, pp. 941 – 973.

[82] Carol M. Ashton, Julianne Souchek, Nancy J. Petersen, et al., "Hospital use and survival among Veterans Affairs beneficiaries", *The New England Journal of Medicine*, Vol. 349, 2003, pp. 1637 – 1646.

[83] Katherine Baicker & Amy Finkelstein, "The Effects of Medicaid Coverage — Learning from the Oregon Experiment", *New England Journal of Medicine*, Vol. 365, No. 8, 2011, pp. 683 – 685.

[84] Francis M. Bator, "The Anatomy of Market Failure", *The Quarterly Journal of Economics*, Vol. 72, No. 3, 1958, pp. 351 – 379.

[85] Alok Bhargava, Dean T. Jamison, Lawrence J. Lau & Christopher J. L. Murray, "Modeling the Effects of Health on Economic Growth", *Journal of Health Economics*, Vol. 20, No. 3, 2001, pp. 423 – 440.

[86] Jayanta Bhattacharya, Dana Goldman & Neeraj Sood, "The Link between Public and Private Insurance and HIV – related Mortality", *Journal of Health Economics*, Vol. 22, 2003, pp. 1105 – 1122.

[87] Onil Bhattacharyya, Delu Yin, Sabrina T. Wong & Bowen Chen, "Evolution of Primary Care in China 1997 – 2009," *Health Policy* Vol. 100, No. 2 – 3, 2011, pp. 174 – 180.

[88] Nancy Birdsall, James P. Grant, Arthur Kleinman, Lincoln C. Chen & Kamla Chowdhry, "Thoughts on Good Health and Good Government [with Comments]", *Daedalus*, Vol. 118, No. 1, 1989, pp. 89 – 123.

[89] E. L. Bishop, "Responsibility of Government in Public Health Work", *American Journal of Public Health and the Nations Health*, Vol. 18, No. 6, 1928, pp. 705 – 709.

[90] G. Blomqvist & R. A. L. Carter, "Is health care really a luxury?", *Journal of Health Economics*, Vol. 16, No. 2, 1997, pp. 207 – 229.

[91] David E. Bloom, David Canning & Jaypee Sevilla, "The Effect of Health on Economic Growth: A Production Function Approach", *World Development*, Vol. 32, No. 1, 2004, pp. 1 – 13.

[92] Nicholas Bloom, Carol Propper, Stephan Seiler & John Van Reenen, *The Impact of Competition on Management Quality: Evidence from Public Hospitals*: Centre for Economic Performance, LSE, 2010.

[93] G. E. P. Box & D. R. Cox, "An Analysis of Transformations", *Journal of the Royal Statistical Society. Series B (Methodological)*, Vol. 26, No. 2, 1964, pp. 211 – 252.

[94] Geoffrey Brennan & James M. Buchanan, *The Reason of Rules*, Cambridge University Press.

[95] T. S. Breusch & A. R. Pagan, "The Lagrange Multiplier Test and its Applications to Model Specification in Econometrics", *The Review of Economic Studies*, Vol. 47, No. 1, 1980, pp. 239 – 253.

[96] J. M. Buchanan, *Liberty, Market and State: Political Economy in the 1980s*: Wheatsheaf Books, 1986.

[97] James M. Buchanan, "A Contractarian Paradigm for Applying Economic Theory", *American Economic Review*, Vol. 65, No. 2, 1975, pp. 225 – 30.

[98] James M. Buchanan, "Contractarian Political Economy and Constitutional Interpretation," *American Economic Review*, Vol. 78, No. 2, 1988, pp. 135 – 39.

[99] James M. Buchanan & Charles J. Goetz, "Efficiency limits of fiscal mobility: An assessment of the tiebout model", *Journal of Public Economics*, Vol. 1, No. 1, 1972, pp. 25 – 43.

[100] James M. Buchanan & Richard A. Musgrave, *Public Finance and Public Choice: Two Contrasting Visions of the State*, The MIT Press, 1999.

[101] NHS "to Take Nearly 30% of Public Spending by 2014 – 15", "NHS " to Take Nearly 30% of Public Spending by 2014 – 15, Available from: http://www.greeninggovernment.co.uk/index.php/Commissioning/30 – of – all – public – spending – to – be – on – nhs – in – 4 – years – time. html.

[102] B. Burstrom & P. Fredlund, "Self Rated Health: Is it as good a Predictor of Subsequent Mortality among Adults in Lower as well as in Higher Social Classes?", *Journal of Epidemiology and Community Health*, Vol. 55, No. 11, 2001, pp. 836 – 840.

187

[103] Cory Capps & David Dranove, "Hospital Consolidation And Negotiated PPO Prices," *Health Affairs*, Vol. 23, No. 2, 2004, pp. 175 – 181.

[104] Cory Capps, David Dranove & Richard C. Lindrooth, "Hospital Closure and Economic Efficiency", *Journal of Health Economics*, Vol. 29, No. 1, 2010, pp. 87 – 109.

[105] David Card, Carlos Dobkin & Nicole Maestas, "Does Medicare Save Lives?", *The Quarterly Journal of Economics*, Vol. 124, No. 2, 2009, pp. 597 – 636.

[106] D. W. Carlton & J. M. Perloff, *Modern Industrial Organization*, Pearson/Addison Wesley, 2005.

[107] Win Lin Chou, "Explaining China's Regional Health Expenditures Using LM – type Unit root Tests", *Journal of Health Economics*, Vol. 26, No. 4, 2007, pp. 682 – 698.

[108] Robert A. Connor, Roger D. Feldman & Bryan E. Dowd, "The Effects of Market Concentration and Horizontal Mergers on Hospital Costs and Prices", *International Journal of the Economics of Business*, Vol. 5, No. 2, 1998, pp. 159 – 180.

[109] Zack Cooper, Stephen Gibbons, Simon Jones & Alistair Mcguire, "Does Hospital Competition Save Lives? Evidence From The English NHS Patient Choice Reforms", *The Economic Journal*, Vol. 121, No. 554, 2011, pp. F228 – F260.

[110] Joan Costa – Font & Jordi Pons – Novell, "Public Health Expenditure and Spatial Interactions in a Decentralized National Health System", *Health Economics*, Vol. 16, No. 3, 2007, pp. 291 – 306.

[111] Joan Costa Font, Cristina Hernández – Quevedo & Alistair Mcguire, "Persistence despite action? Measuring the patterns of health inequality in England (1997 – 2007)", *Health Policy* (Amsterdam, Netherlands), Vol. 103, No. 2, 2011, pp. 149 – 159.

[112] Luca Crivelli, Massimo Filippini & Ilaria Mosca, "Federalism and regional health care expenditures: an empirical analysis for the Swiss cantons", *Health Economics*, Vol. 15, No. 5, 2006, pp. 535 – 541.

[113] A. J. Culyer, "The Nature of the Commodity 'Health Care' and Its Efficient Allocation", *Oxford Economic Papers*, Vol. 23, No. 2, 1971, pp. 189 – 211.

[114] A. J. Culyer, "Need: The idea won't do—But we still need it", *Social Science & Medicine*, Vol. 40, No. 6, 1995, pp. 727 – 730.

[115] A. J. Culyer & Heather Simpson, "Externality Models and Health: a Rückblick o-

ver the last Twenty Years", *Economic Record*, Vol. 56, No. 154, 1980, pp. 222 – 230.

[116] Angus S. Deaton & Christina H. Paxson, "Aging and Inequality in Income and Health," *American Economic Review*, Vol. 88, No. 2, 1998, pp. 248 – 253.

[117] Gerard Debreu, *Theory of Value: An Axiomatic Analysis of Economic Equilibrium*, New Haven and London: Yale University Press, 1959.

[118] Frank T. Denton & Spencer G. Byron, "Health – Care Costs When the Population Changes", *The Canadian Journal of Economics / Revue Canadienne d'Economique* Vol. 8, No. 1, pp. 34 – 48.

[119] Karen B. Desalvo, Nicole Bloser, Kristi Reynolds, Jiang He & Paul Muntner, "Clinical Review: Mortality Prediction with a Single General Self – Rated Health Question", JGIM: *Journal of General Internal Medicine*, Vol. 21, No. 3, 2006, pp. 267 – 275.

[120] Di Matteo, Livio & Di Matteo, Rosanna, "Evidence on the determinants of Canadian provincial government health expenditures: 1965 – 1991," *Journal of Health Economics*, Vol. 17, No. 2, 1998, pp. 211 – 228.

[121] Joseph J. Doyle, "Health Insurance, Treatment and Outcomes: Using Auto Accidents as Health Shocks", *Review of Economics and Statistics*, Vol. 87, No. 2, 2005, pp. 256 – 270.

[122] David Dranove, Chapter Ten – Health Care Markets, Regulators, and Certifiers, in Handbook of Health Economics, ed. , Mark V. Pauly & Pedro: Elsevier, 2011, pp. 639 – 690.

[123] David Dranove, & Richard Ludwick, "Competition and Pricing by Nonprofit hospitals: a Reassessment of Lynk's analysis", *Journal of Health Economics*, Vol. 18, No. 1, 1999, pp. 87 – 98.

[124] David Dranove, Mark Shanley & William D. White, "Price and Concentration in Hospital Markets: The Switch from Patient – Driven to Payer – Driven Competition", *Journal of Law and Economics*, Vol. 36, No. 1, 1993, pp. 179 – 204.

[125] Esther Duflo, "The medium run effects of educational expansion: evidence from a large school construction program in Indonesia", *Journal of Development Economics*, Vol. 74, No. 1, 2004, pp. 163 – 197.

[126] Karen Eggleston, Ling Li, Qingyue Meng, Magnus Lindelow & Adam Wagstaff, "Health service delivery in China: a literature review", *Health Economics*, Vol. 17, No. 2, 2008, pp. 149 – 165.

[127] William E. Encinosa & Didem M. Bernard, "Hospital Finances and Patient Safety Outcomes", *Inquiry*, Vol. 42, No. 1, 2005, pp. 60 – 72.

[128] Robert G. Evans, *Strained Mercy: the Economics of Canadian Health Care*, Toronto: Butterworths, 1984.

[129] Amy Finkelstein, Sarah Tanbman, Bill Wright, et al., "The Oregon health insurance experiment: Evidence from the first year", National Bureau of Economic Research (NBER) Working Paper, No. 10365, Cambridge, M. A., 2011.

[130] Elliott S. Fisher, "Medical Care – is, More Always Better?", *The New England Journal of Medicine*, Vol. 349, No. 17, 2003, pp. 1665 – 1667.

[131] Donald G. Freeman, "Is Health Care a Necessity or a Luxury? Pooled Estimates of Income Elasticity from US state – level Data", *Applied Economics*, Vol. 35, No. 5, 2003, pp. 495 – 502.

[132] Milton Friedman & Rose Friedman, *Free to Choose*, London: Secker and Warburg, 1980.

[133] Martin Gaynor, 2006, "What Do We Know About Competition and Quality in Health Care Markets?", *National Bureau of Economic Research Working Paper Series*, Vol. No. 12301.

[134] Martin Gaynor, Rodrigo Moreno – Serra & Carol Propper Death by Market Power. Reform, Competition and Patient Outcomes in the National Health Service: Department of Economics, University of Bristol, UK, 2010.

[135] Martin Gaynor, & Robert J. Town, Chapter Nine – Competition in Health Care Markets, in Handbook of Health Economics, ed., Mark V. Pauly & Pedro: Elsevier, 2011, pp. 499 – 637.

[136] Martin Gaynor & William B. Vogt, Chapter 27 Antitrust and competition in health care markets, in Handbook of Health Economics, ed., Anthony & Joseph: Elsevier, 2000, pp. 1405 – 1487.

[137] Martin Gaynor & William B. Vogt, "Competition among Hospitals", *The R and Journal of Economics*, 2003, Vol. 34, No. 4, pp. 764 – 785.

[138] Kwame P. Gbesemete & Ulf – G. Gerdtham, "Determinants of health care expenditure in Africa: A cross – sectional study", *World Development*, Vol. 20, No. 2, 1992, pp. 303 – 308.

[139] U. G. Gerdtham, B. Jonsson, M. Macfarlan & H. Oxley, "The Determinants of Health expenditure in the OECD Countries: a Pooled Data Analysis", *Developments in Health Economics and Public Policy*, Vol. 6, 1998, pp. 113 – 134.

[140] Ulf – G. Gerdtham, "Pooling international health care expenditure data", *Health Economics*, Vol. 1, No. 4, 1992, pp. 217 – 231.

[141] Ulf – G. Gerdtham & Bengt Jönsson, "International Comparisons of Health Care Expenditure – conversion Factor Instability, Heteroscedasticity, Outliers and Robust Estimators", *Journal of Health Economics*, Vol. 11, No. 2, 1992, pp. 189 – 197.

[142] Ulf – G. Gerdtham & Bengt Jönsson, Chapter 1 International Comparisons of Health Expenditure: Theory, Data and Econometric Analysis, in Handbook of Health Economics, ed., *Anthony and Joseph: Elsevier*, 2000, pp. 11 – 53.

[143] Ulf – G. Gerdtham, S. gaard, Jes, Fredrik Andersson & Bengt Jönsson, "An econometric analysis of health care expenditure: A cross – section study of the OECD countries", *Journal of Health Economics*, Vol. 11, No. 1, 1992, pp. 63 – 84.

[144] Mita Giacomini, Harold S. Luft & James C. Robinson, "Risk Adjusting Community Rated Health Plan Premiums: A Survey of Risk Assessment Literature and Policy Applications", *Annual Review of Public Health*, Vol. 16, No. 1, 1995, pp. 401 – 430.

[145] Margherita Giannoni & Theodore Hitiris, "The regional impact of health care expenditure: the case of Italy", *Applied Economics*, Vol. 34, No. 14, 2002, pp. 1829 – 1836.

[146] Dana P. Goldman, Jayanta Bhattacharya, Daniel F. Mccaffrey, et al., "Effect of Insurance on Mortality in an HIV – Positive Population in Care", *Journal of the American Statistical Association*, Vol. 96, No. 455, 2001, pp. 883 – 894.

[147] Gautam Gowrisankaran & Robert J. Town, "Competition, Payers, and Hospital Quality", *Health Services Research*, Vol. 38, No. 6p1, 2003, pp. 1403 – 1422.

[148] A. Grand, P. Grosclaude, H. Bocquet, J. Pous & J. L. Albarede, "Disability, Psychosocial Factors and Mortality Among the Elderly in a Rural French Population", *Journal of Clinical Epidemiology*, Vol. 43, No. 8, 1990, pp. 773 – 782.

[149] Julian Le Grand, Carol Propper & Ray Robinson, *The Economics of Social Problems*,

London: Mac Millan, 1992.

[150] Hugh Gravelle, "Capitation contracts: access and quality", *Journal of Health Economics*, Vol. 18, No. 3, 1999, pp. 315 – 340.

[151] Bruce C. Greenwald & Joseph E. Stiglitz, "Externalities in Economies with Imperfect Information and Incomplete Markets", *The Quarterly Journal of Economics*, Vol. 101, No. 2, 1986, pp. 229 – 264.

[152] P. A. Greiner, D. A. Snowdon & L. H. Greiner, "Self – rated Function, Self – rated Health, and Postmortem Evidence of Brain Infarcts: Findings from the Nun Study", *Journals of Gerontology Series B – Psychological Sciences and Social Sciences*, Vol. 54, No. 4, 1999, pp. S219 – S222.

[153] Michael Grossman, "On the Concept of Health Capital and the Demand for Health", *Journal of Political Economy*, Vol. 80, No. 2, 1972, pp. 223 – 255.

[154] Johannes Hörner, "Reputation and Competition", *American Economic Review* Vol. 92, No. 3, 2002, pp. 644 – 663.

[155] Paul Hansen & Alan King, "The Determinants of Health Care Expenditure: A Cointegration Approach", *Journal of Health Economics*, Vol. 15, No. 1, 1996, pp. 127 – 137.

[156] J. A. Hausman, "Specification Tests in Econometrics", *Econometrica*, Vol. 46, No. 6, 1978, pp. 1251 – 1271.

[157] F. A. Hayek, "The Use of Knowledge in Society", *The American Economic Review*, Vol. 35, No. 4, 1945, pp. 519 – 530.

[158] James J. Heckman, Lance Lochner & Christopher Taber, "Explaining Rising Wage Inequality: Explorations with a Dynamic General Equilibrium Model of Labor Earnings with Heterogeneous Agents", *Review of Economic Dynamics*, Vol. 1, No. 1, 1998, pp. 1 – 58.

[159] Theo Hitiris & John Posnett, "The determinants and effects of health expenditure in developed countries", *Journal of Health Economics*, Vol. 11, No. 2, 1992, pp. 173 – 181.

[160] W. C. Hsiao, "Transformation of health care in China", *New England Journal of Medicine*, Vol. 310, No. 14, 1984, pp. 932 – 936.

[161] Jeremiah Hurley, Chapter 2 An Overview of the Normative Economics of the

Health Sector, in Handbook of Health Economics, ed. , Anthony & Joseph: Elsevier, 2000, pp. 55 – 118.

[162] Ellen L. Idler & Yael Benyamini, "Self – Rated Health and Mortality: A Review of Twenty – Seven Community Studies", *Journal of Health and Social Behavior*, Vol. 38, No. 1, 1997, pp. 21 – 37.

[163] Costa – Font Joan & Pons – Novell Jordi, "Public Health Expenditure and Spatial Interactions in a Decentralized National Health System", *Health Economics*, Vol. 16, No. 3, 2007, pp. 291 – 306.

[164] Joan A. Kaufman, "China's Heath Care System and Avian Influenza Preparedness", *Journal of Infectious Diseases*, Vol. 197, No. Supplement 1, 2008, pp. S7 – S13.

[165] Tomoyuki Kawada, "Self – rated health and life prognosis", *Archives of Medical Research*, Vol. 34, No. 4, 2003, pp. 343 – 347.

[166] Daniel P. Kessler & Jeffrey J. Geppert, "The Effects of Competition on Variation in the Quality and Cost of Medical Care", *Journal of Economics & Management Strategy*, Vol. 14, No. 3, 2005, pp. 575 – 589.

[167] Daniel P. Kessler & Mark B. Mcclellan, "Is Hospital Competition Socially Wasteful?", *The Quarterly Journal of Economics*, Vol. 115, No. 2, 2000, pp. 577 – 615.

[168] Herbert E. Klarman, "The Distinctive Economic Characteristics of Health Services", *Journal of Health and Human Behavior*, Vol. 4, No. 1, 1963, pp. 44 – 49.

[169] Ephraim Kleiman, The Determinants of National Outlay on Health, in *The Economics of Health and Medical Care: Proceedings of a Conference Held by the International Economic Association at Tokyo*, ed. , Perlman: Wiley, 1974.

[170] Xiaoyan Lei & Wanchuan Lin, "The New Cooperative Medical Scheme in Rural China: Does More Coverage Mean More Service and Better Bealth?", *Health Economics*, Vol. 18, No. S2, 2009, pp. S25 – S46.

[171] Helen Levy & David Melzer, "The Impacts of Health Insurance on Health", *The Annual Review of Public Health*, Vol. 29, 2008, pp. 399 – 409.

[172] Hongbin Li & Li – An Zhou, "Political Turnover and Economic Performance: the Incentive Role of Personnel Control in China", *Journal of Public Economics* Vol. 89, No. 9 – 10, 2005, pp. 1743 – 1762.

[173] Penny Liberatos, Bruce G. Link & Jennifer L. Kelsey, "The Measurement of So-

cial Class in Epidemiology", *Epidemiologic Reviews*, Vol. 10, No. 1, 1988, pp. 87 – 121.

[174] Charles E. Lindblom &Philip H. Bimbaum, "Politics and Markets: The World's Polit-ical – economic Systems", *Business Horizons*, Vol. 22, No. 5, 1979, pp. 80 – 81.

[175] Gordon G. Liu, "Beijing's Perspective: the Internal Debate on Health Care Re-form, in China's Capacity to Manage Infectious Diseases: Global Implications "; a Report of the CSIS Freeman Chair in China Studies, ed., Freeman & Boynton, Washington, D. C.: *Center for Strategic and International Studies*, 2009, pp. 51 – 58.

[176] H. S. Luft, J. C. Robinson, D. W. Garnick, S. C. Maerki & S. J. Mcphee, "The Role of Specialized Clinical Services in Competition Among Hospitals", Inquiry: *a Journal of Medical Care Organization, Provision and Financing*, Vol. 23, No. 1, 1986, pp. 83 – 94.

[177] Nicole Lurie, Nancy B. Ward, Martin F. Shapiro, Claudio Gallego, Rati Vaghai-walla & Robert H. Brook, "Termination of Medi – Cal Benefits", *New England Journal of Medicine*, Vol. 314, No. 19, 1986, pp. 1266 – 1268.

[178] William J. Lynk, "Nonprofit Hospital Mergers and the Exercise of Market Pow-er", *Journal of Law and Economics*, Vol. 38, No. 2, 1995, pp. 437 – 461.

[179] Richard M. Martin Jonathan C. Sterne, David Gunnell, Shah Ebrahim, George Davey Smith, & Stephen Frankel, "NHS Waiting Lists and Evidence of National or Local Failure: Analysis of Health Service Data", *BMJ*, Vol. 326, No. 7382, 2003, pp. 188.

[180] R. J. Maxwell, 1981, Health and Wealth: an International Study of Health – care Spending: Published for Sandoz Institute for Health and Socio – Economic Studies by Lexington Books, 2003.

[181] Suzanne K. Mccoskey & Thomas M. Selden, "Health Care Expenditures and GDP: Panel data Unit Root Test Results", *Journal of Health Economics*, Vol. 17, No. 3, 1998, pp. 369 – 376.

[182] D. L. Mcgee, Y. L. Liao, G. C. Cao & R. S. Cooper, "Self – reported Health Status and Mortality in a Multiethnic US Cohort", *American Journal of Epidemiology*, Vol. 149, No. 1, 1999, pp. 41 – 46.

[183] Thomas G. Mcguire, Chapter 9 Physician Agency, in Handbook of Health Eco-

nomics, ed. , Anthony & Joseph: *Elsevier*, 2000, pp. 461 – 536.

[184] Steven G. Medema, "The Hesitant Hand: Mill, Sidgwick, and the Evolution of the Theory of Market Failure", *History of Political Economy*, Vol. 39, No. 3, 2007, pp. 331 – 358.

[185] Glenn A. Melnick & Jack Zwanziger, "Hospital Behavior Under Competition and Cost – Containment Policies", JAMA: *The Journal of the American Medical Association*, Vol. 260, No. 18, 1988, pp. 2669 – 2675.

[186] R. Milne & H. Molana, "On the Effect of Income and Relative Price on Demand for Health care: EC Evidence", *Applied Economics*, Vol. 23, No. 7, 1991, pp. 1221 – 1226.

[187] Noether Monica, "Competition Among Hospitals", *Journal of Health Economics*, Vol. 7, No. 3, 1988, pp. 259 – 284.

[188] J. M. Mossey & E. Shapiro, "Self – Rated Health – Apredictor of Mortality Among the Elderly", *American Journal of Public Health*, Vol. 72, No. 8, 1982, pp. 800 – 808.

[189] Kevin M. Murphy & Robert H. Topel, "The Value of Health and Longevity", *Journal of Political Economics*, Vol. 114, No. 5, 2006, pp. 871 – 904.

[190] P. Musgrove, *Public and Private Roles in Health*, World Bank, 1996.

[191] Selma J. Mushkin, "Toward a definition of health economics", *Public Health Reports*, Vol. 73, No. 9, 1958, pp. 785 – 794.

[192] Ryan L. Mutter, Herbert S. Wong & Marsha G. Goldfarb, "The Effects of Hospital Competition on Inpatient Quality of Care", *Inquiry*, Vol. 45, No. 3, 2008, pp. 263 – 279.

[193] P. Neuman, E. Maibach, K. Dusenbury, M. Kitchman & P. Zupp, "Marketing HMOs to Medicare beneficiaries", *Health Affairs*, Vol. 17, No. 4, 1998, pp. 132 – 139.

[194] Joseph P. Newhouse, "Medical – Care Expenditure: A Cross – National Survey", *The Journal of Human Resources*, Vol. 12, No. 1, 1977, pp. 115 – 125.

[195] Joseph P. Newhouse, "Risk Adjustment: Where Are We Now?", *Inquiry*, Vol. 35, No. 2, 1998, pp. 122 – 131.

[196] Monica Noether, "Competition among hospitals", *Journal of Health Economics*, Vol. 7, No. 3, 1988, pp. 259 – 284.

[197] Jay Pan & Gordon G. Liu, "The Determinants of Chinese Provincial Government Health Expenditures: Evidence from 2002 – 2006 Data", *Health Economics*, 2011.

[198] David Parkin, Alistair Mcguire & Brian Yule, "Aggregate Health Care Expenditures and National Income: Is health Care a Luxury Good?", *Journal of Health Economics*, Vol. 6, No. 2, 1987, pp. 109 – 127.

[199] Mark V. Pauly, "Is Medical Care Different? Old Questions, New Answers", *Journal of Health Politics, Policy and Law*, Vol. 13, No. 2, 1988, pp. 227 – 237.

[200] Mark V. Pauly & Mark A. Satterthwaite, "The Pricing of Primary Care Physicians Services: A Test of the Role of Consumer Information", *The Bell Journal of Economics*, Vol. 12, No. 2, 1981, pp. 488 – 506.

[201] Martin Pfaff & Frieder Nagel, "Consequences for Hospitals Resulting from Demographic, Social and Morbidity Changes: A European Perspective", *The International Journal of Health Planning and Management*, Vol. 1, No. 5, 1986, pp. 311 – 333.

[202] Charles E. Phelps, *Health Economics*: Addison Wesley, 2002.

[203] C. Pollitt, Managerialism and the public services: the Anglo – American experience: Basil Blackwell, 1990.

[204] M. E. Porter, *Competitive Strategy: Techniques for Analyzing Industries and Competitors: With a New Introduction*, Free Press, 1980.

[205] M. E. Porter & E. O. Teisberg, *Redefining Health Care: Creating Value – based Competition on Results*, Harvard Business School Press, 2006.

[206] Carol Propper, Simon Burgess & Denise Gossage, "Competition and Quality: Evidence from the NHS Internal Market 1991 – 9 *", *The Economic Journal*, Vol. 118, No. 525, 2008, pp. 138 – 170.

[207] Carol Propper, Simon Burgess & Katherine Green, "Does competition between hospitals improve the quality of care?: Hospital death rates and the NHS internal market", *Journal of Public Economics*, Vol. 88, No. 7 – 8, 2004, pp. 1247 – 1272.

[208] Carol Propper, Bronwyn Croxson & Arran Shearer, "Waiting Times for Hospital Admissions: the Impact of GP Fundholding", *Journal of Health Economics*, Vol. 21, No. 2, 2002, pp. 227 – 252.

[209] J. B. Ramsey, "Tests for Specification Errors in Classical Linear Least – Squares Regression Analysis", *Journal of the Royal Statistical Society. Series B* (Methodological), Vol. 31, No. 2, 1969, pp. 350 – 371.

[210] Jennifer Roberts, "Sensitivity of Elasticity Estimates for OECD Health Care Spending: Analysis of a Dynamic Heterogeneous Data Field", *Health Economics*, Vol. 8, No. 5, 1999, pp. 459 – 472.

[211] James C. Robinson, "Market Structure, Employment, and Skill Mix in the Hospital Industry", *Southern Economic Journal*, Vol. 55, No. 2, 1988, pp. 315 – 325.

[212] James C. Garnick, Deborah W. Robinson & Stephen J. Mcphee, "Market and Regulatory Influences on the Availability of Coronary Angioplasty and Bypass Surgery in U. S. Hospitals", *New England Journal of Medicine*, Vol. 317, No. 2, 1987, pp. 85 – 90.

[213] James C. Robinson & Harold S. Luft, "The Impact of Hospital Market Structure on Patient Volume, Average Length of Stay, and the Cost of Care", *Journal of Health Economics*, Vol. 4, No. 4, 1985, pp. 333 – 356.

[214] N. Roland, "The Unseen Hand in Government", *The American Economic Review*, Vol. 55, No. 3, 1965, pp. 496 – 506.

[215] R. B. Saltman & C. Otter, *Planned Markets and Public Competition: Strategic Reform in Northern European Health Systems*, Open University Press, 1992.

[216] P. A. Samuelson, *Economics, an Introductory Analysis*, McGraw – Hill Book Co. , 1948.

[217] Nazmi Sari, "Do Competition and Managed Care Improve Quality?", *Health Economics*, Vol. 11, No. 7, 2002, pp. 571 – 584.

[218] Mark A. Satterthwaite, "Consumer Information, Equilibrium Industry Price, and the Number of Sellers", *The Bell Journal of Economics*, Vol. 10, No. 2, 1979, pp. 483 – 502.

[219] Mark A. Satterthwaite, *Competition and Equilibrium as a Driving Force in the Health Services Sector, in Managing the Service Economy*, ed. , Inman, Cambridge: Cambridge University Press, 1985.

[220] G. J. Schieber & J. P. Poullier, "Overview of International Comparisons of Health Care Expenditures", *Health Care Financing Review*, Vol. Spec No, No. 0195 –

8631, 0195 – 8631, 1989, pp. 1 – 7.

[221] Amartya Sen, "Markets and Freedoms: achievements and Limitations of the Market Mechanism in Promoting Individual Freedoms", *Oxford Economic Papers*, Vol. 45, No. 4, 1993, pp. 519 – 541.

[222] 刘国恩, Economic Analysis of Two Competing Health Policy Models in China: A semi – experimental approach, in *CMB – PKU Study Proposal*, Beijing: Peking University China Center for Health Economic Research, 2008a。

[223] James W. Shaw, Jeffrey A. Johnson & Stephen Joel Coons, "US Valuation of the EQ – 5D Health States: Development and Testing of the D1 Valuation Model", *Medical Care*, Vol. 43, No. 3, 2005, pp. 203 – 220.

[224] Singh, Poonam Khetrapal, Effective Health Care: The Role of Government, Market and Civil Society, in Regional Health Forum, ed., Rafei, India: World Health Organization, 2002.

[225] Adam Smith, *An Inquiry into the Nature and Causes of The Wealth of Nations*, Chicago: University of Chicago Press, 1776.

[226] Peter C. Smith, Nigel Rice & Roy Carr – Hill, "Capitation funding in the public sector", *Journal of the Royal Statistical Society: Series A (Statistics in Society)*, Vol. 164, No. 2, 2001, pp. 217 – 257.

[227] Michael Spence, A. "Monopoly, Quality, and Regulation", *The Bell Journal of Economics*, Vol. 6, No. 2, 1975, pp. 417 – 429.

[228] Douglas Staiger & James H. Stock, "Instrumental Variables Regression with Weak Instruments", *Econometrica*, Vol. 65, No. 3, 1997, pp. 557 – 586.

[229] J. E. Stiglitz & C. E. Walsh, *Economics*: W. W. Norton.

[230] James H. Stock & Motohiro Yogo, Testing for Weak Instruments in Linear IV Regression: *National Bureau of Economic Research*, Inc., 2002.

[231] John Strauss & Duncan Thomas, "Health, Nutrition, and Economic Development", *Journal of Economic Literature*, Vol. 36, No. 2, 1998, pp. 766 – 817.

[232] J. Sundquist & S. E. Johansson, "Self Reported Poor Health and Low Educational Level Predictors for Mortality: A Population Based Follow up Study of 39156 People in Sweden", *Journal of Epidemiology and Community Health*, Vol. 51, No. 1, 1997, pp. 35 – 40.

[233] Abigail Tay, "Assessing Competition in Hospital Care Markets: The Importance of Accounting for Quality Differentiation", *The Rand Journal of Economics*, Vol. 34, No. 4, 2003, pp. 786 – 814.

[234] Robert Town & Gregory Vistnes, "Hospital competition in HMO networks", *Journal of Health Economics*, Vol. 20, No. 5, 2001, pp. 733 – 753.

[235] United Kingdom Department of Health, Equity and excellence: Liberating the NHS, London: The Stationery Office, 2010.

[236] United States Congress, "Patient Protection and Affordable Care Act", No. 111 – 148, 2010.

[237] Adam Wagstaff, Winnie Yip, Magnus Lindelow & William C. Hsiao, "China's Health System and Its Reform: a Review of Recent Studies", *Health Economics*, Vol. 18, No. S2, 2009, pp. S7 – S23.

[238] Hong Wang, Winnie Yip, Licheng Zhang & William C. Hsiao, "The Impact of Rural Mutual Health Care on Health Status: Evaluation of a Social Experiment in Rural China," *Health Economics*, Vol. 18, No. S2, 2009, pp. S65 – S82.

[239] Burton A. Weisbrod, "Collective – Consumption Services of Individual – Consumption Goods", *The Quarterly Journal of Economics*, Vol. 78, No. 3, 1964, pp. 471 – 477.

[240] Burton A. Weisbrod, *Comment on paper by Mark Pauly*, Washington D. C. : Bureau of Economics, Federal Trade Commission, 1978.

[241] The Determinants of Health, 2011, "The determinants of health", Available from: http://www.who.int/hia/evidence/doh/en/index.html.

[242] J. M. Wooldridge, *Econometric Analysis of Cross Section and Panel Data*, MIT Press, 2003.

[243] World Bank, *World Bank Development Report*, 1991.

[244] World Health Organization, Report of a Seminar on the Health Protecof the Elderly and Aged and the Prevention of Premature Ageing, Copenhagen: WHO Regional Office in Europe, 1963.

[245] World Health Organization, *Assesses the World's Health Systems*, 2000.

[246] E. S. H. Yu, Y. M. Kean, D. J. Slymen, W. T. Liu, M. Y. Zhang & R. Katzman, "Self – perceived health and 5 – year mortality risks among the elderly in Shanghai,

China", *American Journal of Epidemiology*, Vol. 147, No. 9, 1998, pp. 880 – 890.

[247] Zhongliang Zhou, Jianmin Gao, Qinxiang Xue, Xiaowei Yang & Ju'e Yan, "Effects of Rural Mutual Health Care on outpatient Service Utilization in Chinese Village Medical Institutions: Evidence from Panel Data", *Health Economics*, Vol. 18, No. S2, 2009, pp. S129 – S136.

[248] Jack Zwanziger & Glenn A. Melnick, "The effects of hospital competition and the Medicare PPS program on hospital cost behavior in California", *Journal of Health Economics*, Vol. 7, No. 4, 1988, pp. 301 – 320.

后　记

政府干预与市场调节，作为不同的政策工具，在合理配置医疗卫生资源和公平有效促进国民健康中发挥着不可或缺的重要作用。

医药卫生体制改革是一个世界性难题。改革遇到重重困难，甚至举步维艰，根结在于其不仅涉及经济、社会领域改革发展，而且直接关系国民健康福祉，面临各方压力和挑战。尽管政府和市场都能促进效率的提高，但后者手段相对间接。作为最和谐的"社会协调手段"，市场调节过程和结果往往能够获得社会各方支持和理解。充分利用市场机制来发展卫生事业能够为医改的深化创造更多有利条件，推动改革不断取得成效。

然而，医疗市场存在"特殊性"。市场可能"失灵"，带来与目标截然相反的负面影响。因此，利用市场机制并非"自由放任"，需要谨慎设计政策环境，在严格管制下提供正确"激励"，从而驾驭市场实现改革目标。

值得强调的是，针对目前大力鼓励"社会办医"的背景，需要明确"利用市场机制"不等同"私有化"。竞争是市场配置资源的核心手段。竞争与所有制无直接关系，只与所受到的激励有关。在公立医院改革成为医改重点、难点之际，是否只能通过改变产权来实现改革目标需要进一步谨慎研究。从国际经验看，医疗领域的大量私有化存在弊端。那么，在不改变产权的基础上，如何在制度安排上充分调动公立医院间的"内部竞争"，促进医疗供给系统整体效率的提高，可能是目前中国卫生政策在发挥市场机制作用中最有待完善之处。

本书努力结合中国医药卫生体制改革的具体实践，采用实证方法就相关问题展开研究。按照从"事"中寻"理"的逻辑，本书只是对医疗领域中政府与市场关系的一个初步探索，尚存很多错误、局限和不足，尤其在理论完整性上存在缺陷，恳请读者批评指正。

本书是在我的博士学位论文基础上修改完成的，因此满含着导师——北京大学刘国恩教授和西南财经大学尹庆双教授的启蒙、指导、支持和关怀。在此，我谨向两位恩师表示深深的感谢。在写作和修改过程中，我得到了西南财经大学、北京大学和四川大学多位老师和同学的鼓励和帮助，特别得益于与四川大学李晓松教授就医疗卫生实践问题的大量深入探讨；本书能顺利出版还受益于社会科学文献出版社许秀江博士、刘宇轩编辑付出的辛劳，在此一并表示衷心的谢意。

本书献给我深爱的父亲潘秋骥和母亲马世琼，感激他们的拊畜长育；献给深爱的妻子林琴琴，感谢她的支持；最后献给尚在牙牙学语的女儿潘令仪，祝她健康快乐成长。

潘 杰

2014 年 5 月于牛津

图书在版编目（CIP）数据

政府、市场与医疗／潘杰著 . —北京：社会科学文献出版社，
2014.6
ISBN 978 - 7 - 5097 - 5960 - 8

Ⅰ.①政…　Ⅱ.①潘…　Ⅲ.①医疗保健制度 - 体制改革 -
研究 - 中国　Ⅳ.①R199.2

中国版本图书馆 CIP 数据核字（2014）第 084231 号

政府、市场与医疗
————————————

著　　者／潘　杰

出 版 人／谢寿光
出 版 者／社会科学文献出版社
地　　址／北京市西城区北三环中路甲 29 号院 3 号楼华龙大厦
邮政编码／100029

责任部门／经济与管理出版中心(010)59367226　　责任编辑／刘宇轩　许秀江
电子信箱／caijingbu@ ssap. cn　　　　　　　　责任校对／师军革
项目统筹／恽　薇　　　　　　　　　　　　　　责任印制／岳　阳
经　　销／社会科学文献出版社市场营销中心（010）59367081　59367089
读者服务／读者服务中心（010）59367028

印　　装／北京季蜂印刷有限公司
开　　本／787mm×1092mm　1/16　　　　　　印　　张／14
版　　次／2014 年 6 月第 1 版　　　　　　　　字　　数／200 千字
印　　次／2014 年 6 月第 1 次印刷
书　　号／ISBN 978 - 7 - 5097 - 5960 - 8
定　　价／59.00 元